Ashima Singh
Raja Sridhar

Cirurgia plástica e estética periodontal

Ashima Singh
Raja Sridhar

Cirurgia plástica e estética periodontal

ScienciaScripts

Imprint

Cover image: www.ingimage.com

This book is a translation from the original published under ISBN 978-3-659-97274-4.

Publisher:
Sciencia Scripts
is a trademark of
Dodo Books Indian Ocean Ltd. and OmniScriptum S.R.L publishing group

120 High Road, East Finchley, London, N2 9ED, United Kingdom
Str. Armeneasca 28/1, office 1, Chisinau MD-2012, Republic of Moldova, Europe
Printed at: see last page
ISBN: 978-620-7-91147-9

Índice:

CIRURGIA PLÁSTICA PERIODONTAL

Por Dr. ASHIMA SINGH

(MDS Periodontofogia e Implantologia Oral)

DEDICO ESTE LIVRO
AOS MEUS PAIS
Sr. SUNIL SINGH e Sra. SWETA SINGH, pelo seu amor e bênçãos.
O meu irmão MEHOOL SINGH pelo seu apoio constante e pelas suas palavras de encorajamento.

Tenho a honra de expressar a minha mais sincera e sentida gratidão e profundo agradecimento ao Dr. RAJA SRIDHAR. O seu dinamismo astuto, o seu imenso conhecimento e as suas críticas construtivas tornaram este livro possível.

UM ***SORRISO TEM O PODER DE MUDAR O MUNDO E UM PERIODONTISTA TEM O PODER DE O TORNAR MAIS BONITO...***

Capítulo 1

INTRODUÇÃO

Um sorriso agradável é considerado como um símbolo de beleza e bem-estar na sociedade moderna[1] . A estética é uma necessidade da geração atual e, para uma melhor aceitação na sociedade, o paciente precisa de tratamento dentário[2] . A estética oral é parte arte e parte ciência. Tem havido uma espécie de metamorfose desde a proposta de Friedman do termo cirurgia mucogengival há mais de meio século[3] .

A terapia mucogengival é um termo geral utilizado para descrever o tratamento periodontal que envolve procedimentos para a correção de defeitos na morfologia, posição e/ou quantidade de tecido mole e suporte ósseo subjacente à volta dos dentes e implantes dentários. *A cirurgia mucogengival* 1957 foi definida como "procedimentos cirúrgicos para a correção da relação entre a gengiva e a membrana mucosa oral, com referência a problemas associados a gengiva aderente, vestíbulos pouco profundos e fixação do frénulo que interferem com a gengiva marginal". Frequentemente, no entanto, o termo cirurgia mucogengival descrevia todos os procedimentos cirúrgicos que envolviam tanto a gengiva como a mucosa alveolar.

Consequentemente, não só as técnicas concebidas (a) para aumentar a largura da gengiva e (b) para corrigir defeitos específicos dos tecidos moles foram consideradas como procedimentos mucogengivais, como também foram incluídas neste grupo de modalidades de tratamento periodontal (c) certas abordagens de eliminação de bolsas[4] .

De acordo com o *Glossário de Termos Periodontais* da Academia Americana de Periodontologia (1992), a cirurgia mucogengival é definida como "procedimentos cirúrgicos plásticos concebidos para corrigir defeitos na morfologia, posição e/ou quantidade de gengiva que envolve os dentes".[5] O termo cirurgia mucogengival não descrevia adequadamente todos os procedimentos periodontais que estavam a ser realizados sob esta classificação. Esses procedimentos incluem o recobrimento radicular, o aumento gengival, o alongamento funcional da coroa, o alongamento estético da coroa e o aumento do rebordo edêntulo, a preservação do rebordo (após a remoção de um dente periodontalmente afetado), a manutenção das papilas interdentárias, a cirurgia estética dos tecidos moles em redor dos implantes e a exposição cirúrgica dos dentes para fins ortodônticos.

Miller introduziu o termo ***cirurgia plástica periodontal*** e é mais apropriado porque a cirurgia mucogengival ultrapassou o tratamento tradicional de problemas associados à quantidade de gengiva e defeitos do tipo recessão para incluir a correção da forma do rebordo e a estética dos tecidos moles. Consequentemente, a cirurgia plástica periodontal é definida como "procedimentos cirúrgicos realizados para prevenir ou corrigir defeitos anatómicos, de desenvolvimento, traumáticos ou induzidos por doenças da placa bacteriana na gengiva, mucosa alveolar ou osso".

A palavra plástico significa moldar ou dar forma, pelo que a Cirurgia Plástica Periodontal significa literalmente moldar ou dar forma aos tecidos em redor dos dentes ou implantes para criar uma estética óptima. A Cirurgia Plástica Periodontal inclui procedimentos cirúrgicos para prevenir ou corrigir defeitos anatómicos, de desenvolvimento, traumáticos ou induzidos pela placa bacteriana na gengiva, na mucosa alveolar ou no osso.

A adição da palavra reconstrutiva (que significa reconstruir o que está em falta) à expressão cirurgia plástica periodontal descreve melhor alguns dos procedimentos, como o recobrimento radicular, o aumento do rebordo e a reconstrução das papilas, porque os tecidos em falta estão a ser reconstruídos em vez de moldar ou dar forma aos tecidos que já existem.

A cirurgia plástica periodontal tem como principal objetivo a restauração ou melhoria da componente estética dos componentes de suporte dos dentes ou dos seus substitutos[6] . No entanto, com o advento da cirurgia plástica periodontal, que abordou os defeitos que exigiam não só um resultado funcional mas também estético, a terapia periodontal deixou de ser considerada radical. No contexto desta última, a perspetiva "periodontal" da medicina dentária estética ganhou grande aceitação ao longo dos anos.

Cada paciente é diferente e, no entanto, um sorriso bonito é o resultado de uma combinação ordenada de vários componentes. Conhecer as directrizes gerais que tornam um sorriso apelativo e adaptá-las a um paciente individual dá a esse sorriso uma singularidade. Um conhecimento profundo dos princípios subjacentes à inter-relação harmoniosa do "rosa" (gengiva) com o "branco" (dente) é imperativo para toda a medicina dentária estética[7] .

ANTECEDENTES HISTÓRICOS

Durante o Renascimento, com o renascimento da erudição clássica e o desenvolvimento do pensamento científico e dos conhecimentos médicos, bem como o florescimento da arte, da música e da literatura, foram dados contributos significativos para a anatomia e a cirurgia.

A obra de Albucasis foi ampliada no século XV pelo autor turco Serefeddin Sabuncuoglu (1385-1468), que incluiu ilustrações da remoção cirúrgica da gengiva hipertrófica e edemaciada e do frénulo lingual (Figura 1).

O tratamento medicamentoso deve ser iniciado se houver gengivas inchadas, dentes móveis e formação de pus. Se não houver resposta, deve ser efectuado um tratamento cirúrgico. É colocado um tubo nas gengivas. É introduzido um cautério quente na cânula e o tecido gengival é cauterizado. Se aplicado corretamente, os dentes adjacentes ficarão quentes[8] .

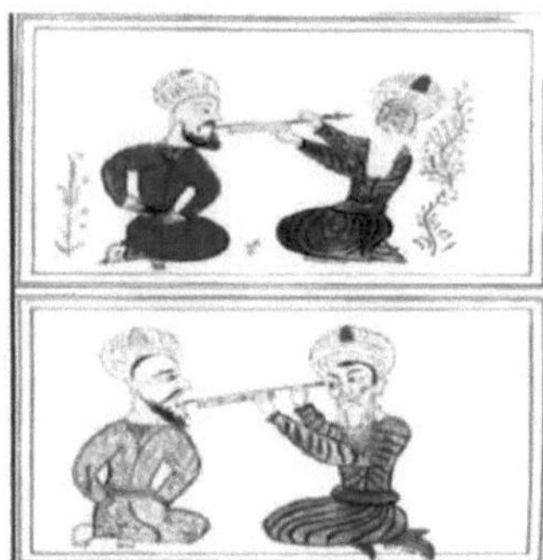

Figura 1 Ilustração de Serefeddin Sabuncuoglu mostrando a cauterização gengival, de Abulcasis e redesenhada pelo Professor Ilter Uzel, Turquia.

Num passado não muito distante, a cirurgia periodontal era considerada um tratamento "radical" e o alisamento radicular era considerado "conservador". Originalmente, a cirurgia plástica periodontal[9] era designada por cirurgia mucogengival. O termo cirurgia mucogengival foi introduzido na literatura por Friedman em 1957. O conceito original de cirurgia mucogengival[4] abordava apenas três problemas: um vestíbulo pouco profundo, o frénulo aberrante e problemas associados à gengiva aderente.

Miller (1993)[10] propôs o termo cirurgia plástica periodontal (utilizado pelo workshop mundial de periodontia clínica de 1996 em vez de cirurgia mucogengival) Cirurgia plástica periodontal, compreende procedimentos cirúrgicos periodontais concebidos para corrigir ou eliminar deformidades na gengiva ou na mucosa alveolar resultantes de causas anatómicas, de desenvolvimento, traumáticas ou inflamatórias **(Wennstrom, 1996)**[11] , e engloba uma gama muito mais ampla de tratamento e aborda o tratamento dos seguintes defeitos: Vestíbulo raso (aprofundamento vestibular), Frénulo aberrante (frenectomia), Recessão de tecido marginal (enxerto de tecido mole), Exposição gengival excessiva (alongamento da coroa), Cristas deficientes (aumento da crista), Colapso do rebordo após extração de dentes periodontalmente afectados (enxerto de locais de extração), Perda de papilas interdentárias (reconstrução de papilas), Dentes não irrompidos que requerem movimento ortodôntico (exposição cirúrgica), Defeitos estéticos em redor de implantes dentários (aumento de osso e/ou tecidos moles).

Isto inclui as terapias clássicas como os procedimentos de extensão gengival **(Bohannan, 1962)**[12] , enxertos livres de tecidos moles **(Bjorn, 1963)**[13] , e retalho reposicionado coronalmente **(Norberg, 1926)**[14] . No entanto, também aborda outros procedimentos cirúrgicos para melhoria da estética dos tecidos moles, como o enxerto de tecido conjuntivo subepitelial (SCTG) **(Langer e Langer, 1985)**[15] . Esta técnica é apoiada por vários estudos clínicos e pode ser usada para muitos procedimentos diferentes, tais como Aumento das dimensões dos tecidos gengivais, recobrimento radicular, perda de papilas interdentais e aumento da crista edêntula (Harris, 2002; Langer e Calagna, 1980; Langer e Langer, 1985; McGuire e Cochran, 2003). Em comparação com outras técnicas, a evidência apoia uma maior previsibilidade dos resultados (Harris, 2003). Também foi registada a formação de novas ligações de tecido conjuntivo após o recobrimento radicular com SCG **(Goldstein et al, 2001; Guiha et al, 2001)**[16] .

O conceito de cirurgia plástica periodontal teve o seu início na cirurgia mucogengival e aborda os defeitos que requerem não só um resultado funcional mas também estético[1] . A definição de cirurgia mucogengival, tal como originalmente apresentada, não representa o âmbito da terapia cirúrgica atual e o termo cirurgia plástica periodontal, tal como definido por **Miller**[17] em **1988**, é mais apropriado. Tal como "piorreia" e "curetagem subgengival" se tornaram termos ultrapassados, também o termo "cirurgia mucogengival" se tornou.

Capítulo 2
DEFINIÇÃO E OBJECTIVOS DA CIRURGIA PLÁSTICA PERIODONTAL

Os procedimentos de cirurgia plástica periodontal são realizados para prevenir ou corrigir defeitos anatómicos, de desenvolvimento, traumáticos ou induzidos por doenças da placa bacteriana na gengiva, mucosa alveolar e osso [Academia Americana de Periodontologia (AAP) 1996][5] . Inclui as seguintes áreas, **(Academia Americana de Periodontologia 1989,1996)**

- Correcções periodontais-protéticas
- Alongamento da coroa
- Aumento da crista
- Correcções cirúrgicas estéticas
- Cobertura da superfície radicular desnudada
- Reconstrução de papilas
- Correção cirúrgica estética à volta dos implantes
- Exposição cirúrgica de dentes não irrompidos para ortodontia

OBJECTIVOS

Os cinco objectivos da cirurgia plástica periodontal são os seguintes

1 Problemas associados à gengiva aderente
2 Problemas associados a um vestíbulo pouco profundo
3 Problemas associados a um frénulo aberrante
4 Terapia cirúrgica estética
5 Engenharia de tecidos

1 Problemas associados à gengiva aderida

O objetivo final dos procedimentos cirúrgicos mucogengivais é a criação ou alargamento da gengiva aderente à volta dos dentes e implantes. A largura da gengiva aderida varia em diferentes indivíduos e em diferentes dentes do mesmo indivíduo. A gengiva aderida não é sinónimo de "gengiva queratinizada" porque esta última também inclui a margem gengival livre.

A largura da gengiva aderida é determinada subtraindo a profundidade do sulco ou bolsa da distância entre a crista da margem gengival e a junção mucogengival.

A justificação original para a cirurgia mucogengival baseava-se no pressuposto de que era necessária uma largura mínima de gengiva aderida para manter uma saúde gengival óptima. No entanto, vários estudos contestaram a ideia de que uma gengiva larga e aderente é mais protetora contra a acumulação de placa bacteriana do que uma zona estreita ou inexistente. Não foi estabelecida uma largura mínima de gengiva aderente como padrão necessário para a saúde gengival. As pessoas que praticam uma boa higiene oral atraumática podem manter uma excelente saúde gengival com quase nenhuma gengiva aderida.

No entanto, os indivíduos cujas práticas de higiene oral não são as melhores podem ser ajudados pela presença de gengiva queratinizada e profundidade vestibular. A profundidade vestibular proporciona espaço para facilitar a colocação da escova de dentes e evita a escovagem no tecido mucoso. Para melhorar a estética, o objetivo é a cobertura da superfície radicular desnudada. A área anterior do maxilar, especialmente a face do canino, apresenta frequentemente recessão gengival extensa. Nestes casos, o recobrimento da superfície radicular desnudada não só alarga a zona de gengiva aderida, como também cria um resultado estético melhorado. Esta recessão e a superfície radicular desnudada resultante têm uma preocupação estética especial para os indivíduos com uma linha de sorriso alta. Também é necessária uma zona mais ampla de gengiva aderida à volta dos dentes que servem de pilares para próteses parciais fixas ou amovíveis, bem como nas áreas do rebordo que suportam uma prótese. Os dentes com restaurações subgengivais e zonas estreitas de gengiva queratinizada têm pontuações de inflamação gengival mais elevadas do que os dentes com restaurações semelhantes e zonas largas de gengiva aderida, pelo que, nestes casos, as técnicas para alargar a gengiva aderida são consideradas procedimentos cirúrgicos periodontais pré-protéticos.

O alargamento da gengiva anexa cumpre os quatro objectivos seguintes:

1 Melhora a remoção da placa bacteriana à volta da margem gengival.
2 Melhora a estética.
3 Reduz a inflamação à volta dos dentes restaurados.
4 A margem gengival liga-se melhor à volta dos dentes e implantes com gengiva aderente.

2 Problemas associados a um vestíbulo pouco profundo

Outro objetivo da cirurgia plástica periodontal é a criação de profundidade vestibular quando esta está em falta.

A recessão gengival desloca a margem gengival apicalmente, reduzindo assim a profundidade vestibular, que é medida a partir da margem gengival até ao fundo do vestíbulo. Como indicado anteriormente, com uma profundidade vestibular mínima, os procedimentos de higiene adequados ficam comprometidos. A técnica de escovagem sulcular requer a colocação da escova de dentes na margem gengival, o que pode não ser possível com uma profundidade vestibular reduzida.

A gengiva minimamente aderida com profundidade vestibular adequada pode não necessitar de correção cirúrgica se for praticada uma higiene atraumática adequada com uma escova macia. Quantidades mínimas de gengiva aderida queratinizada sem profundidade vestibular beneficiam da correção mucogengival. A profundidade vestibular adequada também é necessária para a colocação correcta de próteses removíveis.

3 Problemas associados ao frénulo aberrante

Outro objetivo importante da cirurgia plástica periodontal é a correção das ligações frenais ou musculares que podem estender-se coronalmente à junção mucogengival. Se a gengiva adequada, queratinizada e aderida estiver presente coronal ao frênulo, pode não ser necessário remover o frênulo. Um frênulo que invade a margem da gengiva pode interferir na remoção da placa bacteriana, e a tensão no frênulo pode tender a abrir o sulco. Nestes casos, está indicada a remoção cirúrgica do frénulo.

4 Terapia cirúrgica estética

Como indicado anteriormente, a recessão da margem gengival facial irá alterar a simetria gengival correcta e resultar num problema estético. A presença da papila interdentária também é importante para satisfazer os objectivos estéticos do paciente. Uma papila ausente cria um espaço que muitos chamam de "buraco negro". A regeneração da papila perdida ou reduzida é um dos objectivos mais difíceis da cirurgia plástica periodontal estética. Outra área de preocupação é o paciente que apresenta uma quantidade excessiva de gengiva na área visível. Esta condição é frequentemente abordada como um "sorriso gengival" e pode ser corrigida cirurgicamente através do alongamento da coroa. A correção destes defeitos anatómicos tornou-se uma parte importante da cirurgia plástica periodontal.

5 Engenharia de tecidos

O futuro da cirurgia plástica periodontal incluirá a utilização de produtos de engenharia de tecidos no local recetor para reduzir a morbilidade do local doador. Atualmente, existem inúmeros estudos, tanto clínicos como laboratoriais, que permitem ao clínico utilizar esta abordagem minimamente invasiva à cirurgia plástica periodontal[18] .

ETIOLOGIA E CLASSIFICAÇÃO DA RECESSÃO GENGIVAL

A causa mais comum da recessão gengival e da perda de gengiva aderida são os hábitos de escovagem dentária abrasivos e traumáticos. A anatomia do osso e dos tecidos moles da superfície vestibular e radicular da dentição é normalmente fina, especialmente na zona anterior. Os dentes posicionados vestibularmente podem ter um osso e gengiva ainda mais finos. Em muitos casos, estas áreas podem ter uma ausência completa de osso por baixo do tecido gengival fino sobreposto. Este defeito no osso é designado por deiscência. Esta situação anatómica, combinada com o trauma externo provocado por uma escovagem excessivamente zelosa, pode levar à perda de tecido gengival. A recessão do tecido gengival e do osso expõe a superfície cementária da raiz, o que resulta em abrasão e "desprendimento" da superfície cementária apicalmente à junção cemento-esmalte (JCE). O cemento é mais macio do que o esmalte e será destruído antes da superfície de esmalte da coroa.

Outra causa da recessão gengival é a doença periodontal e a inflamação marginal crónica. A perda de inserção causada pela inflamação é seguida pela perda de osso e gengiva. O envolvimento periodontal avançado em áreas com um mínimo de gengiva aderida resulta no facto de a base da bolsa se estender perto, ou apicalmente, à junção mucogengival. A terapia periodontal destas áreas também resulta em recessão gengival causada pela perda de gengiva e osso.

Os anexos frenéticos e musculares que invadem a gengiva marginal podem distender o sulco gengival, o que cria um ambiente para a acumulação de placa bacteriana. Esta condição aumenta a taxa de recessão periodontal e contribuirá para a recorrência da recessão mesmo após o tratamento.

Estes problemas são mais comuns nas superfícies faciais, mas também podem ocorrer na superfície lingual.

AGEING

Albandar e Kingman estudaram a prevalência da recessão gengival em indivíduos com idades compreendidas entre os 30 e os 90 anos. Utilizando uma amostra de 9.689 indivíduos, descobriram que a prevalência de recessão de 1 mm ou mais em pessoas com 30 anos ou mais era de 58% e aumentava com a idade. Os homens e os afro-americanos apresentavam significativamente mais recessão gengival do que as mulheres e outros grupos raciais/étnicos, respetivamente. A recessão também era mais prevalente e grave na superfície vestibular do que nas superfícies interproximais dos dentes. Da mesma forma, Gorman descobriu que a frequência da recessão gengival aumentava com a idade e era maior nos homens do que nas mulheres da mesma idade. Dentes mal posicionados e trauma com escova de dentes foram os fatores etiológicos mais freqüentes associados à recessão gengival. A recessão associada a dentes posicionados labialmente ocorreu em 40% dos pacientes com 16 a 25 anos de idade e aumentou para 80% dos pacientes na faixa etária de 36 a 86 anos. Murray, que examinou 4.000 indivíduos, verificou que a incidência de recessão gengival aumentava com a idade.

FACTORES ANATÓMICOS

Um fator etiológico que pode estar associado à recessão gengival é uma falta prévia de osso alveolar no local. As deficiências no osso alveolar podem ser de desenvolvimento (anatómicas) ou adquiridas (fisiológicas ou patológicas). Os factores anatómicos que têm sido relacionados com a recessão incluem a fenestração e a deiscência do osso alveolar, a posição anormal do dente na arcada, o percurso aberrante de erupção do dente e a forma individual do dente. Todos estes factores anatómicos estão inter-relacionados e podem resultar numa placa óssea alveolar mais fina do que o normal e que pode ser mais suscetível à reabsorção. Anatomicamente, uma deiscência pode estar presente devido à direção da erupção do dente ou a outros factores de desenvolvimento, tais como a colocação da raiz por vestibular em relação aos dentes adjacentes, de modo a que a porção cervical sobressaia através do osso da crista. Um estudo cirúrgico encontrou uma correlação entre a recessão gengival e a deiscência óssea. Também foi sugerida uma correlação entre o padrão de erupção e a recessão gengival. As deiscências podem estar presentes quando a espessura vestibulolingual de uma raiz é semelhante ou excede a espessura da crista óssea. Esses autores postularam que pessoas com biótipos morfológicos caracterizados por dentes estreitos e longos são mais propensas a deiscências do que pessoas com dentes curtos e largos. Quando a recessão gengival se desenvolve, a presença subjacente de deiscências pode ser considerada e possivelmente descoberta durante os procedimentos de retalho.

FACTORES FISIOLÓGICOS

Os factores fisiológicos podem incluir o movimento ortodôntico dos dentes para posições fora da placa alveolar vestibular ou lingual, levando à formação de deiscências. Estudos sugerem que a perda adquirida de osso alveolar pode estar associada a uma série de condições fisiológicas ou patológicas identificáveis, para as quais a perda óssea faz parte de um processo fisiológico ou patológico.

FACTORES PATOLÓGICOS

Os factores patológicos incluem a reabsorção óssea como sequela de doenças periodontais induzidas por micróbios. No entanto, neste caso, o processo de recessão pode ser mais complexo, uma vez que os dentes envolvidos podem extruir-se, inclinar-se e tornar-se móveis. Um estudo em ratos demonstrou um possível mecanismo de recessão gengival, mostrando que a perda de inserção era o resultado de processos inflamatórios localizados no tecido conjuntivo com a acumulação de células mononucleares. Também foi sugerido que a inflamação pode persistir subclinicamente e, portanto, não pode ser eliminada como um fator de recessão. Da mesma forma, a recessão foi relacionada com a inflamação no tecido conjuntivo periodontal em macacos.

TRAUMA

Para além dos factores psicológicos, pensa-se que várias formas de trauma - como a escovagem vigorosa dos dentes, a fixação frenal aberrante, a lesão oclusal, os procedimentos operatórios e a mastigação de tabaco - têm desempenhado um papel na etiologia da recessão. Estudos clínicos e relatos de casos também associaram a recessão gengival a traumas crónicos, incluindo hábitos como a impactação crónica de corpos estranhos na gengiva ou lesões gengivais. Num relato de caso, foi também observada uma causa invulgar de recessão gengival secundária a um trauma induzido por um piercing no lábio inferior. A escovagem mecânica traumática dos dentes é um fator na etiologia da recessão gengival. Os efeitos da escovagem dos dentes têm sido estudados por muitos investigadores, com um consenso geral de que o uso vigoroso ou incorreto da escova de dentes pode produzir recessão. Um estudo descobriu que a recessão devida à escovagem dos dentes era carateristicamente localizada nas superfícies faciais e frequentemente em forma de "V", ocorrendo frequentemente em associação com a abrasão dentária. Estudos epidemiológicos têm apoiado a ideia de que a escovagem dentária traumática pode estar associada à recessão gengival, sendo a recessão gengival vestibular observada mais frequentemente no lado esquerdo do maxilar. Estes achados estão provavelmente relacionados com o facto de a maioria das pessoas ser destra e escovar mais cuidadosamente o lado esquerdo da boca. Os pacientes com hipersensibilidade dentinária, mais recessão gengival e sensibilidade são encontrados no lado esquerdo da boca e a menor quantidade de placa bacteriana é observada nos dentes com recessão e sensibilidade. O alisamento radicular repetido em bolsas pouco profundas resultou em recessão gengival e reabsorção óssea crestal.

HIGIENE

A frequência da recessão gengival em indivíduos com excelente higiene oral tem sido relatada como sendo mais frequente nas superfícies vestibulares do que nas proximais ou linguais. Num estudo epidemiológico, a recessão gengival foi positivamente correlacionada com a frequência de escovagem dos dentes. A recessão ocorre mais frequentemente em pacientes com boa higiene oral do que com má higiene oral. O'Leary e colegas descobriram que a recessão aumentou dois anos após a instrução de higiene oral. Esses achados podem ser devidos à escovação vigorosa dos dentes nos indivíduos em ambos os estudos. O conceito de múltiplas etiologias da recessão gengival também foi apoiado por estudos longitudinais paralelos em populações norueguesas e do Sri Lanka durante 1969 a 1990, entre indivíduos de 15 a 50 anos de idade.

LIGAÇÃO FRENAL ABERRANTE

A fixação frenal aberrante também tem sido mencionada como uma causa de recessão localizada, mas as provas não são esmagadoras. Alguns estudos não encontraram qualquer correlação entre o frenal pull e a recessão, enquanto outros encontraram uma associação[19] .

CLASSIFICAÇÃO

Sullivan e Atkins 1968 As recessões gengivais são classificadas em quatro categorias de acordo com a sua morfologia

- Profundo e largo,
- Raso e largo,
- Profundo e estreito,
- Raso e estreito.

Bengue et al, em **1983,** classificaram as recessões com base na sua morfologia e prognóstico: a recessão do tipo "U" tem um mau prognóstico, a recessão do tipo "V" tem um prognóstico razoável e a recessão do tipo "I" tem um bom prognóstico. (Figura 2.1)

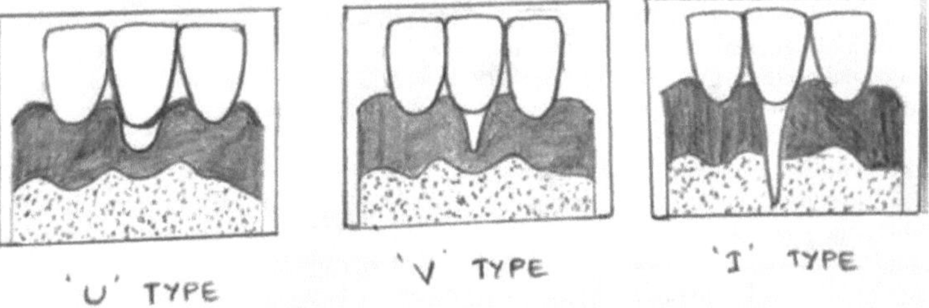

Fig 2.1 Classificação de Bengue da recessão

Com base na taxa de sucesso esperada para o enraizamento (Miller 1985), classificada como

- Classe I: Uma recessão que não se estende para além da linha mucogengival; osso interdentário normal. Espera-se um recobrimento radicular completo.
- Classe II: Uma recessão que se estende para além da linha mucogengival; osso interdentário normal. Espera-se um recobrimento radicular completo.
- Classe III: Uma recessão até ou para além da linha mucogengival. Existe uma perda de osso interdentário, com nível coronal à recessão gengival. Espera-se um recobrimento radicular parcial.
- Classe IV: Uma recessão que se estende para além da linha mucogengival. Existe uma perda de osso interdentário apicalmente ao nível da recessão tecidular. Não é expetável o recobrimento radicular[4] .

Índice de recessão de Smith (IR) 1997 Neste índice, dois dígitos separados por um hífen descrevem os componentes horizontal e vertical de um local de recessão, prefixados por F ou L. O componente horizontal é um valor numérico inteiro entre 0-5, dependendo da gravidade da exposição da junção cementária nos aspectos facial ou lingual do dente, entre os pontos médios mesial e distal. O segundo dígito indica a extensão vertical da recessão, medida em milímetros, numa escala de 0-9.

Os quadros 1 e 2 apresentam a classificação com base no grau de recessão.

Quadro 1: Mostra a pontuação para a extensão horizontal da recessão no índice de Smith para a GR[20]

Pontuação	Critérios

0	Sem evidência clínica de exposição radicular
1	Nenhuma evidência clínica de exposição radicular mais uma consciência subjectiva de hipersensibilidade dentinária em resposta a um sopro de ar de 1 segundo, e/ou existe uma exposição clinicamente detetável da JCE até 10% da distância estimada entre a parte média mesial e a parte média distal
2	Exposição horizontal da JCE > 10% mas < 25% da distância estimada entre a parte mesial média e a parte distal média.
3	Exposição da JCE >25% da distância mesial média a distal média, mas não excedendo 50%
4	Exposição da JCE >50% da distância mesial média a distal média, mas não excedendo 75%
5	Exposição da JCE >75% da distância mesial média a distal média até 100%

Tabela 2: Mostra a pontuação para a extensão vertical da recessão no índice de Smith para a GR

Pontuação	Critérios
0	Sem evidência clínica de exposição radicular
1	Não é comunicada qualquer exposição clínica da raiz e existe uma perceção subjectiva de hipersensibilidade dentinária e/ou existe uma exposição clinicamente detetável da JCE que não excede > 1 mm na vertical da margem gengival.
2 a 8	Exposição da raiz de 2 a 8 mm, estendendo-se verticalmente desde a JCE até à base do defeito do tecido mole.
9	Exposição da raiz > 8mm desde a JCE até à base do defeito do tecido mole.

Nordland e Tarnow 1998 propuseram um sistema de classificação para a altura papilar interproximal com base em três pontos de referência anatómicos: O ponto de contacto interdentário, a extensão apical da JCE facial e a extensão coronal da JCE proximal.

Normal: a papila interdentária preenche o espaço da fenda até à extensão apical do ponto/área de contacto interdentário.

Classe I: a ponta da papila interdentária situa-se entre o ponto de contacto interdentário e a extensão mais coronal da JCE interdentária.

Classe II: a ponta da papila interdentária situa-se apicalmente à junta interproximal, mas coronal à extensão apical da junta facial.

Classe III: a ponta da papila interdental encontra-se ao nível ou apicalmente à JCE facial. A Figura 2.2 mostra a classificação.

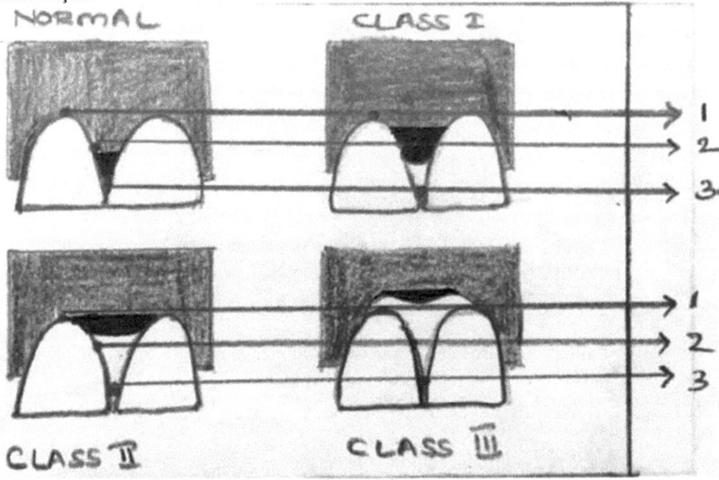

Fig 2.2 Classificação de recessão de Nordland e Tarnow

1- O ponto de contacto interdentário
2- A extensão apical do CEJ facial
3- A extensão coronal da JCE proximal

Classificação da GR palatal:

A posição da papila interdentária continua a ser a base da classificação da recessão gengival no aspeto palatino. Os critérios das subclassificações foram modificados para compensar a ausência da JMg.

Recessão palatina-1: Não há perda de osso interdentário ou de tecido mole. Subdivide-se em duas categorias.

PR-1-A: recessão de tecido marginal <3 mm da JCE.

PR-I-B: Recessão de tecido marginal >3mm da JCE. Recessão palatina II: A ponta da papila interdentária está localizada entre o ponto de contacto interdentário e o nível da JCE a meio do palato. A perda óssea interproximal é visível na radiografia.

Esta subdivide-se em duas categorias.

PR-II-AS: Recessão de tecido marginal <3mm da JCE.

PRII-B: Recessão dos tecidos marginais >3 mm a partir da JCE Recessão palatina III: A ponta da papila interdentária está localizada ao nível da JCE ou apicalmente a meio da palatina. A perda óssea interproximal é visível na radiografia.

PR-IIIA: Recessão tecidular marginal de <3mm da JCE.

PR-III-B: Recessão de tecido marginal >3mm da JCE.

Mahajan et al, 2010 O sistema de classificação modificado foi aplicado da seguinte forma -Classe I: Defeitos de recessão gengival (GRD) que não se estendem até à junção mucogengival (MGJ). -Classe II: Defeitos de recessão gengival (GRD) que se estendem até à junção mucogengival (MGJ) ou para além dela.

-Classe III: DRG com perda óssea ou de tecido mole na área interdental até 1/3 cervical da superfície radicular e/ou mau posicionamento dos dentes.

Classe IV: GRD com perda grave de osso ou tecido mole na área interdentária superior a 1/3 cervical[rd]

da superfície radicular e/ou mau posicionamento grave dos dentes.
Prognóstico
BEST: Classe I e Classe II com perfil gengival espesso.
BOM: Classe I e Classe II com perfil gengival fino.
FAIR: Classe III com perfil gengival espesso.
POBRE: Classe III e Classe IV com perfil gengival fino[5] .
Cairo 2011 Propôs uma nova classificação que utiliza o nível de ligação clínica interdentária (ICAL) como critério de identificação em que a Recessão
O tipo 1 (RT1) está associado à ausência de perda de inserção interdentária,
Tipo 2 (RT2) a perda de ICAL é igual ou menor do que a perda de inserção bucal e Recessão Tipo 3 (RT3) a perda de ICAL é maior do que a quantidade de perda de inserção bucal.
Ashish Kumar, em 2013, classificou as recessões nas superfícies faciais dos dentes maxilares, as recessões palatinas, as recessões faciais e linguais dos dentes mandibulares, incluindo as recessões papilares interdentais.
Classe I: não há perda de osso interdentário ou de tecido mole. Esta é subclassificada em 2 grupos: Classe I-A: A margem gengival no aspeto F/L encontra-se apical à JCE, mas coronal à MGJ com gengiva anexa presente entre a gengiva marginal e a MGJ.
Classe I-B: A margem gengival no aspeto F/L situa-se ao nível ou apicalmente à JMG, com ausência de gengiva anexa entre a gengiva marginal e a JMG. Qualquer uma das subdivisões pode ser no aspeto F ou L ou ambos (F e L).
Classe II: A extremidade da papila interdentária está localizada entre o ponto de contacto interdentário e o nível da junção cementária médio-bucal/médio-lingual. A perda óssea interproximal é visível na radiografia. Esta é subclassificada como recessão no aspeto F/L.
Classe II-B: A margem gengival no aspeto F/L encontra-se apical à JEC, mas coronal à JM, com gengiva aderida presente entre a gengiva marginal e a JM. Classe II-C: A margem gengival no aspeto F/L encontra-se na ou apical à MGJ com uma ausência de gengiva anexa entre a gengiva marginal e a MGJ. Qualquer uma das subdivisões pode ser no aspeto F ou L ou ambos (F e L). Classe III: A ponta da papila interdentária está localizada ao nível da junção cementária (CEJ) ou apicalmente a nível médio-bucal/lingual. A perda óssea interproximal é visível na radiografia. Esta situação é subclassificada em 2 categorias: Classe III-A: A margem gengival no aspeto F/L está apical ao CEJ, mas coronal ao MGJ com gengiva anexa presente.
Classe III-B: A margem gengival no aspeto F/L situa-se apicalmente à JMg com uma ausência de gengiva anexa entre a gengiva marginal e a JMg. Qualquer uma das subdivisões pode ser no aspeto F ou L ou ambos (F e L).
classificadas em 3 categorias.
Classe II-A: Não existe tecido marginal[20] .

Capítulo 3

SIGNIFICADO DA GENGIVA ADERENTE

Definição

A gengiva aderida é definida como o tecido entre a junção mucogengival e a projeção na superfície gengival externa da porção mais apical do sulco gengival ou da bolsa periodontal (Fig. 3). A gengiva aderida é firme, resiliente e firmemente ligada ao periósteo subjacente do osso alveolar ou à superfície da raiz. A largura da gengiva aderida é geneticamente pré-determinada, varia em diferentes áreas da dentição e as suas dimensões podem mudar ao longo da vida.

Significado clínico da gengiva aderente

A estrutura dos tecidos gengivais é a base para uma função gengival saudável. A presença de um revestimento gengival queratinizado espesso serve como uma barreira eficaz que é resistente aos danos causados pelo trauma físico da mastigação e aos estímulos térmicos e químicos dos componentes alimentares que têm contacto direto com a gengiva. O sulco gengival proporciona um grau de flexibilidade à gengiva marginal e, ao mesmo tempo, é suficientemente estável para manter um selamento epitelial eficaz contra a superfície do dente. Este selamento epitelial é essencial para a saúde periodontal, uma vez que impede a entrada de bactérias da placa bacteriana e de produtos bacterianos no tecido conjuntivo subjacente da gengiva marginal[21] .

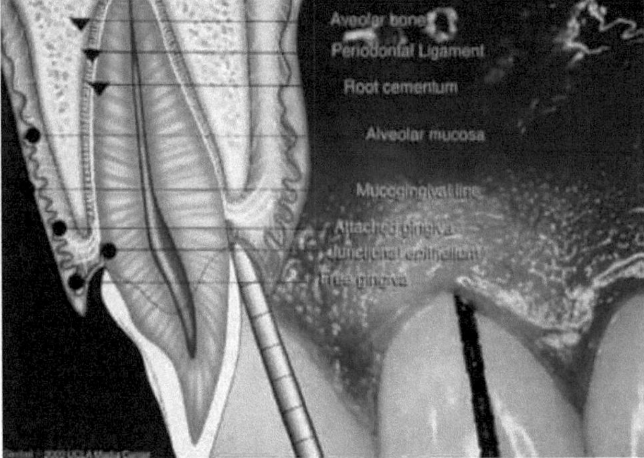

Fig 3 Gengiva aderente

Técnicas para aumentar a gengiva aderida

Para simplificar e compreender melhor as técnicas e o resultado da cirurgia, são apresentadas as seguintes classificações:

- Aumento gengival apicalmente à área de recessão Um enxerto, pediculado ou livre, é colocado num leito recetor apicalmente à margem gengival recessiva. Não é feita qualquer tentativa de cobrir a superfície radicular desnudada onde existe recessão gengival e óssea.
  - Autoenxerto gengival livre
- Aumento gengival coronal à recessão (recobrimento radicular). Um enxerto (pedicular ou livre) é colocado cobrindo a superfície radicular desnudada. Tanto o alargamento apical como o coronal da gengiva anexa melhoram os procedimentos de higiene oral, mas apenas o último pode corrigir um problema estético. Para fins pré-protéticos, a combinação do alargamento da gengiva queratinizada apical e coronal à recessão satisfaria este objetivo. A consideração dos objectivos como apicais, coronais ou ambos permite uma melhor compreensão das técnicas necessárias para atingir os objectivos.
  - Enxerto de tecido conjuntivo subepitelial
  - Enxerto pedicular lateral
  - Retalho de avanço coronário
  - Regeneração de tecidos guiada[22]

RETALHOS AVANÇADOS CORONALMENTE

HISTÓRIA

Os retalhos avançados coronalmente (CAF) foram inicialmente relatados por ***Bernimoulin et al (1975)***[23] o enxerto subsequente com um autoenxerto gengival livre. Tratava-se de um procedimento em duas fases. Na primeira fase, um enxerto gengival livre foi colocado apicalmente às margens da recessão a ser tratada. A segunda fase ocorreu alguns meses mais tarde, quando o enxerto foi posicionado coronalmente sobre as superfícies radiculares desnudadas. Em ***1989, Allen e Miller*** relataram o uso de um retalho de um estágio, posicionado coronalmente. O retalho avançado coronalmente é uma das técnicas cirúrgicas mais utilizadas e indicadas para o tratamento de defeitos de recessão gengival classe I e classe II de Miller. O termo retalho avançado coronalmente foi cunhado por ***Pini Prato et al, em 1999***[2i] .

O retalho semilunar reposicionado coronalmente (RSCR) é outra técnica simples e minimamente invasiva para o avanço coronal da margem gengival. Foi introduzido na cirurgia oral, há mais de um século, por ***Partch***[2i] . ***Tarnow***[26] ***em 1986*** relatou a técnica do retalho semilunar reposicionado coronalmente, como um procedimento indicado para o tratamento da recessão gengival em áreas com profundidade de sondagem labial (PD) mínima e faixa adequada de gengiva queratinizada.

INDICAÇÕES

No caso de recessões ligeiras, a técnica de retalho de uma fase, posicionado coronalmente, é suficiente. Quando a recessão é moderada a severa (4 > mm), um procedimento em duas fases trará resultados mais previsíveis e a longo prazo.

Maynard (1977)[2n] delineou os seguintes requisitos como critérios de sucesso ao utilizar retalhos posicionados coronalmente.

- A presença de profundidades creviculares pouco profundas nas superfícies proximais.
- Alturas ósseas interproximais normais.
- Altura do tecido a 1 mm da junção cemento-esmalte dos dentes adjacentes.
- Seis semanas de cicatrização do enxerto gengival livre antes do posicionamento coronal.
- Redução da proeminência da raiz.
- Libertação adequada do retalho durante a segunda fase da cirurgia para evitar a retração durante a cicatrização.

Retalho em posição coronária: uma fase Pré-requisitos

- Recessão marginal pouco profunda
- Largura mínima do tecido queratinizado (3 mm)
- Periodonto não demasiado fino

RETALHO POSICIONADO CORONALMENTE: UMA ETAPA

Técnica

O local da cirurgia foi anestesiado com lidocaína HCl (2%) com epinefrina 1:100.000. Foram efectuadas duas incisões oblíquas, começando nos aspectos mesial e distal da recessão e estendendo-se até à junção mucogengival (MGI) (Fig.4 A), seguidas de uma incisão sulcular. Foi utilizado um elevador periosteal para refletir cuidadosamente um retalho inicial de espessura total.

Um retalho pediculado de espessura dividida foi dissecado para além da crista óssea facial. Esta dissecção foi estendida mesialmente, distalmente e apicalmente, conforme necessário para libertar qualquer tensão do retalho (Fig. 4 B). Utilizou-se uma lâmina Parker 15 Bard para desepitelizar a papila adjacente ao dente envolvido.

O retalho foi deslocado coronalmente, sem tensão, até ao nível do ECJ, cobrindo totalmente a recessão. Foi utilizada uma sutura não absorvível para fixar o retalho avançado coronalmente ao nível da junção CEJ, utilizando uma técnica de sutura em colchão. Foram colocadas suturas reabsorvíveis interrompidas para cobrir as papilas mesial e distal, bem como os aspectos laterais dos retalhos ao longo das incisões verticais, e para facilitar a estabilização dos tecidos[28] (Fig. 4C).

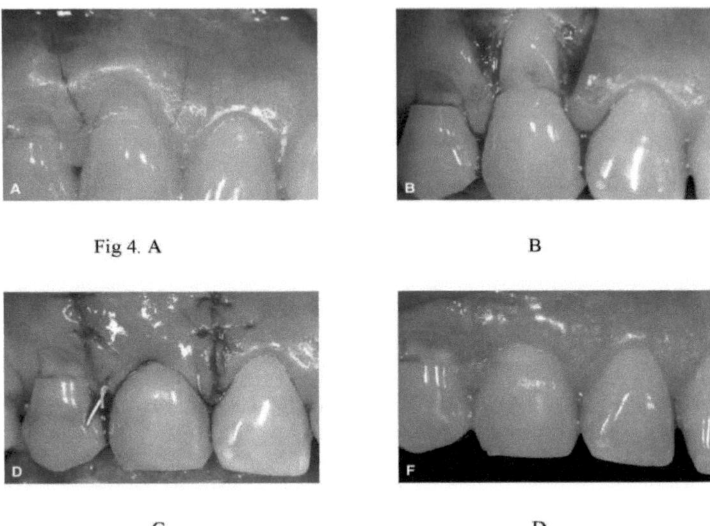

Fig 4. A B C D

A) São efectuadas incisões verticais oblíquas. B) O retalho de espessura total é elevado até à crista óssea facial, altura em que é refletido um retalho de espessura parcial. C) Os retalhos são avançados coronalmente sem tensão e suturados com uma sutura de sling e pontos interrompidos de guta crómica 6-0. D) Seis meses após a cirurgia, há uma cobertura completa da raiz com uma boa correspondência de cor.

Retalho Coronalmente Avançado em conjunto com Fibrina Rica em Plaquetas Autóloga

Foi levantado um retalho trapezoidal de espessura total na face vestibular dos dentes a tratar. Inicialmente, foi efectuada uma incisão intrasulcular que se estendia horizontalmente do lado distal do 11 ao lado distal do 22 e duas incisões verticais que começavam nas suas extremidades distais, ou seja, no ângulo da linha distal do 11 e do 22, estendendo-se para além da junção mucogengival. Todas as incisões foram efectuadas com a lâmina número 15. O retalho de espessura total foi seguido apicalmente com uma dissecção de espessura parcial para além da junção mucogengival (Fig. 4.2). O retalho livremente móvel foi avançado coronalmente com a sua margem localizada no esmalte e as suturas verticais foram feitas para criar um envelope, que foi interposto com as duas membranas PRF previamente preparadas (Fig. 4.3). A sutura foi efectuada com suturas de seda não reabsorvíveis 4-0. Foi aplicada uma pressão suave no local da cirurgia com gaze humedecida para obter hemostasia, seguida de um penso periodontal. Ao mesmo tempo, foi efectuada uma frenotomia com o frénulo labial maxilar para evitar a tração muscular no tecido do retalho.[29]

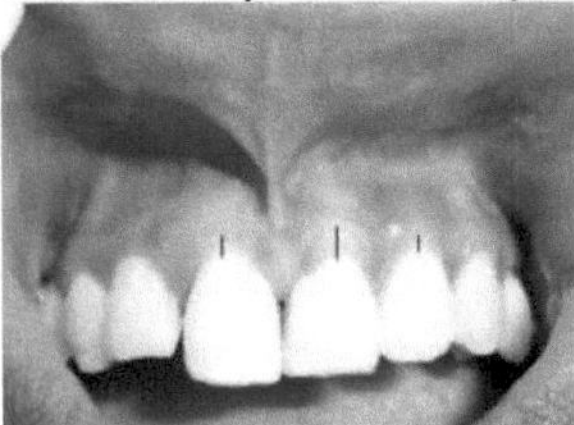

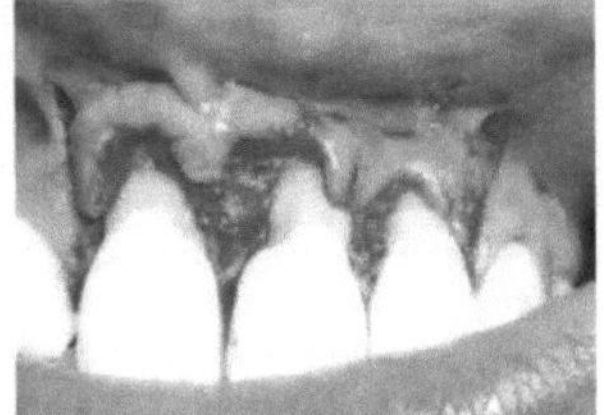

Fig. 4.1: Recessão gengival de 2,3 e 1,5 mm com 11, 21 e 22, respetivamente, registados na linha de base (representados por linhas pretas).

Fig. 4.2: Retalho refletido para além da junção mucogengival através de incisões intrasulculares e verticais.

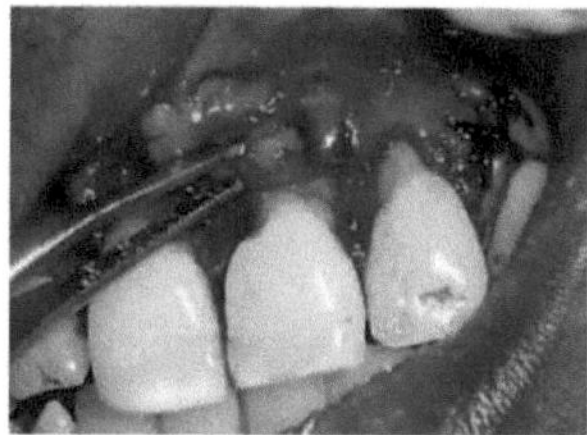

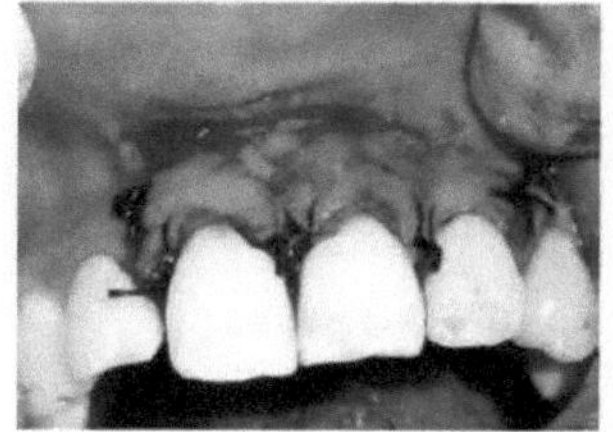

Fig. 4.3: PRF colocado nos defeitos de recessão e foi efectuada uma frenotomia
Fig 4.4: Suturas de sling interrompidas dadas ao CAF

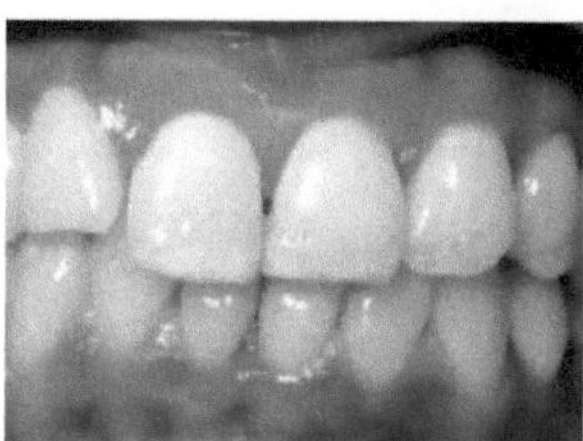

Fig 4.5 meses de acompanhamento mostrando 100% de cobertura radicular.

Retalhos Coronalmente Avançados com a Adição de Derivado de Matriz de Esmalte

Com base nos resultados do estudo, a aplicação do derivado da matriz do esmalte nas superfícies radiculares desnudadas que receberam retalhos coronalmente avançados aumentou significativamente a percentagem de cobertura radicular em comparação com os retalhos coronalmente avançados (CAF) sem o derivado da matriz do esmalte (EMD). Para além disso, a aplicação de EMD foi acompanhada por um aumento significativo de tecido queratinizado 6 meses após a cirurgia.[28]

A técnica de Zucchelli (Zucchelli, 2007)[30]

Nova modificação do retalho avançado coronalmente para cobertura de recessão de múltiplos dentes. O procedimento foi efectuado sob anestesia local (Lignocaína HCL com 2% de epinefrina 1: 200.000). As características clínicas do avanço coronal múltiplo são a ausência de incisões verticais de libertação, uma espessura variável, combinando áreas de espessura parcial e total e o reposicionamento coronal do retalho. Outro aspeto caraterístico são as incisões submarginais oblíquas na área interdentária. As incisões são feitas obliquamente, ligando a junção cementária de um dente à margem gengival do dente adjacente. Foram efectuadas incisões horizontais que ligam a junção CEJ de um dente à margem gengival do dente adjacente (Fig. 4.7). Um retalho de espessura dividida foi refletido até à exposição da raiz e mais apicalmente foi levantado um retalho de espessura total (Fig. 4.8). Para além da junção mucogengival foi novamente refletido um retalho de espessura dividida para assegurar um deslocamento coronal adequado (Fig. 4.9). A papila interdentária anatómica foi completamente desepitelizada para expor o tecido conjuntivo subjacente e para eliminar o epitélio que poderia interferir com a cicatrização. Após a reflexão do retalho, a superfície da raiz foi examinada quanto a restos de cálculo e procedeu-se a uma destartarização e planeamento radicular minuciosos. Ao avançar o retalho coronalmente, as papilas cirúrgicas foram rodadas em direção às extremidades do retalho e deslocadas para os leitos de tecido conjuntivo preparados das papilas anatómicas. O retalho foi fixado no local com suturas de sling (Fig. 4.10). Isto assegura uma adaptação precisa do retalho. O local da cirurgia foi então coberto com um penso periodontal.

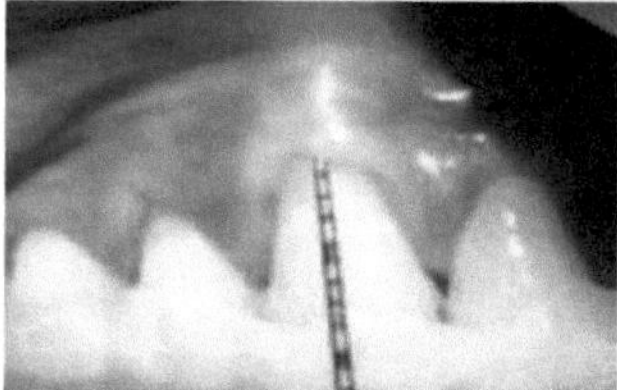

Fig 4.6 Pré-operatório

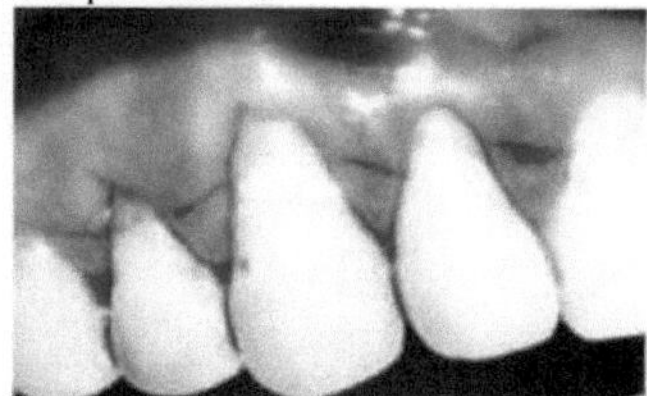

Fig 4.7 Incisões horizontais

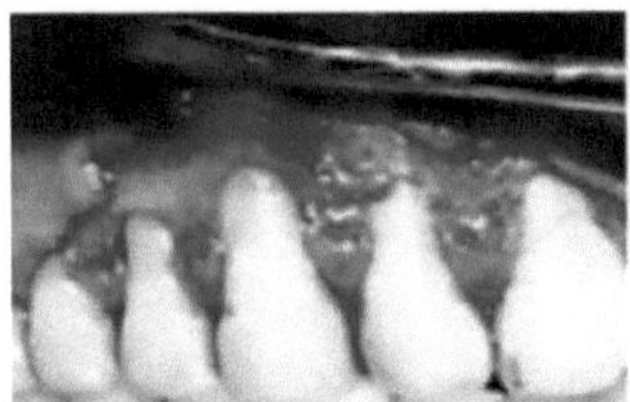

Fig 4.8 Retalho de espessura total

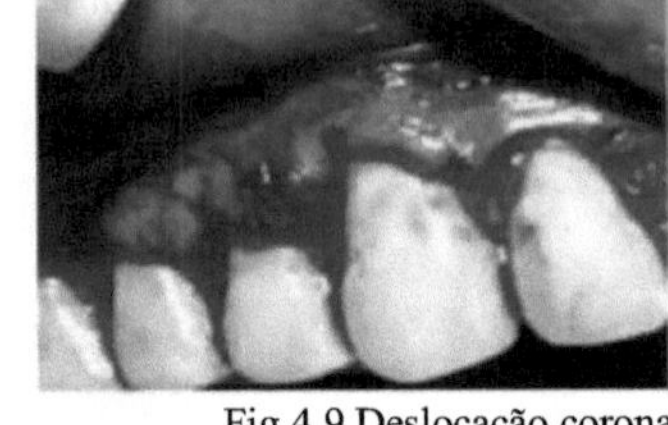

Fig 4.9 Deslocação coronal

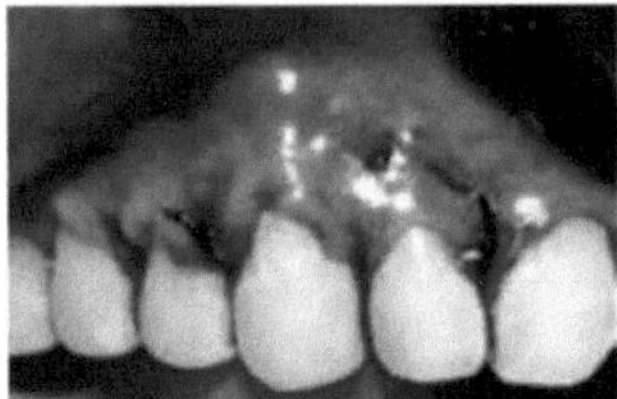

Fig 4.10 Suturas colocadas

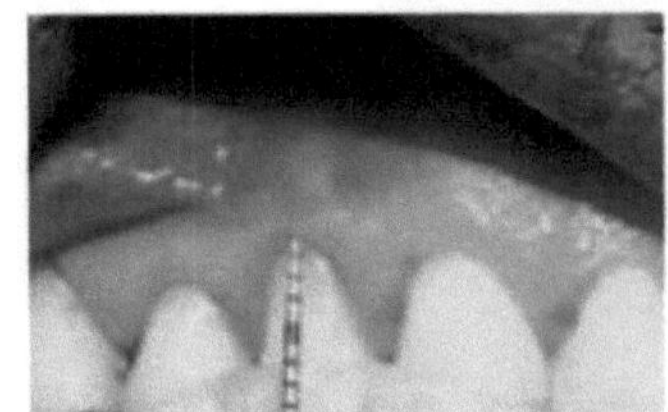

Fig 4.11 Pós-operatório

Instruções pós-operatórias

A doente foi instruída para não retirar o pacote nem perturbar o local da cirurgia de forma alguma até as suturas serem removidas. O doente foi aconselhado a tomar antibióticos e analgésicos durante 5 dias.

Foi também aconselhada a utilização de um enxaguamento com clorexidina a 0,12%. Duas semanas após a cirurgia, o penso periodontal e as suturas foram removidos[31] .

LÂMINA SEMILUNAR CORONALMENTE POSICIONADA (Tarnow 1986)[26]

Depois de uma anestesia local adequada, a recessão é cuidadosamente aplainada. Com uma lâmina n.º 15, é efectuada uma incisão semilunar seguindo a curvatura da margem gengival livre que se estende até às papilas (Fig. 4.12). Deve-se evitar as pontas das papilas nesta altura (pelo menos 2 mm). Utilizando uma lâmina no. 15 ou a faca Orban, insira a lâmina no sulco e ligue à incisão semilunar feita apicalmente (Fig. 4.13). Isto é feito através de uma dissecção afiada. Ficará então com um retalho de espessura parcial que pode ser puxado coronalmente.

Como sempre, ao realizar este tipo de procedimento, é importante manter a ponta da lâmina apontada para o osso alveolar enquanto se disseca o retalho; isto evita a perfuração dos tecidos. O retalho solto, que ainda está ligado às papilas, é reposicionado coronalmente para cobrir a recessão (Fig. 4.14), mantido no lugar entre os dedos com uma ligeira pressão, e coberto com um penso periodontal. Não são colocadas suturas. A cicatrização decorre sem intercorrências (Fig. 4.15).

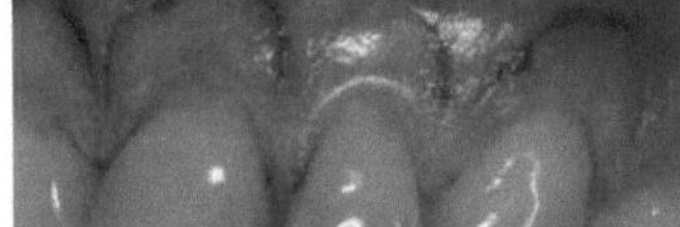

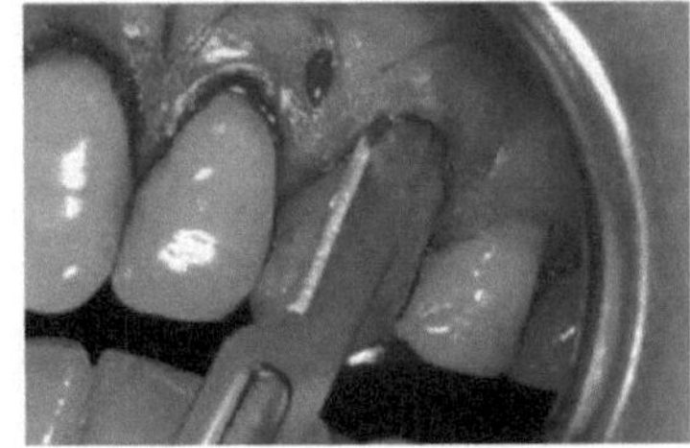

Fig 4.12 Incisões semilunares na gengivaFig acima das recessões.

4.13 A lâmina inserida no sulco irá Ligar o retalho às incisões semilunares apicais.

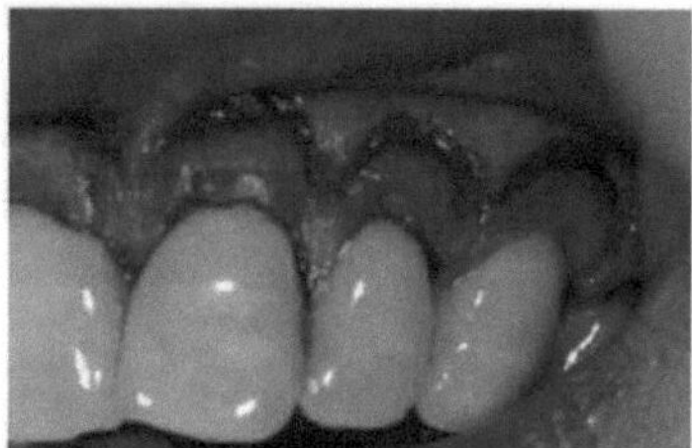

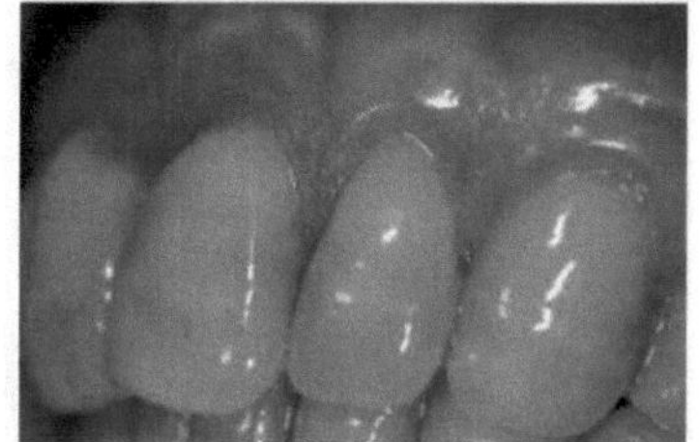

Fig 4.14 O retalho semilunar é posicionadoFig Coronalmente.

4.15 Anos após o procedimento, há uma ligeira recessão marginal.

As vantagens desta técnica

(a) O retalho fica passivamente sobre a recessão após o posicionamento coronal.
(b) A profundidade vestibular permanece a mesma,
(c) As papilas permanecem intactas, sem qualquer compromisso estético,
(d) Não é necessário suturar.

Retalho Semilunar Coronalmente Avançado Modificado[32]

As incisões semilunares foram feitas apicalmente aos defeitos de recessão, começando dentro da mucosa e estendendo-se mesio-distalmente, arqueando-se mais coronalmente para terminar apicalmente às papilas mesial e distal aos dentes que exibiam os defeitos. A papila entre os dentes com recessão foi avançada coronalmente após uma dissecção de espessura dividida e suturada mais coronalmente, sobre a porção desepitelizada da papila original. O desenho do retalho proporcionou melhor mobilidade e estabilidade ao pedículo reposicionado do que os procedimentos de retalho avançado coronalmente semilunar descritos anteriormente.

Possíveis complicações

A complicação mais comum de um retalho de uma etapa, posicionado coronalmente, é a necrose das margens do retalho, que ocorrerá se o retalho de espessura parcial for demasiado fino. Isto, por sua vez, pode resultar na exposição da superfície radicular subjacente e piorar uma recessão existente. Os retalhos de espessura parcial não são indicados em áreas de tecido conjuntivo fino[33] . A recessão gengival também pode reaparecer após alguns anos.

Capítulo 4

AUTO-ENXERTO GENGIVAL LIVRE

A presença de problemas mucogengivais e de recessão gengival à volta de dentes anteriores, muito visíveis, exemplifica uma situação em que o terapeuta necessita de uma modalidade de tratamento que responda tanto às exigências biológicas como estéticas[34] .

HISTÓRIA

O enxerto gengival livre foi introduzido por **Bjorn**[35,36] **em 1963**. **Sullivan** e **Atkins**[37] **, em 1968,** foram os primeiros a descrever o seu potencial para conseguir o recobrimento radicular em áreas de recessão gengival. O enxerto autógeno foi inicialmente utilizado para aumentar a quantidade de gengiva aderida e alargar o fórnix vestibular. Mais tarde, foi utilizado para tentar cobrir as superfícies radiculares expostas.

Simples e altamente previsível quando utilizado para aumentar a quantidade de gengiva aderida, é também bastante versátil: pode também ser utilizado sobre um alvéolo de extração ou um enxerto ósseo **(Ellegaard et al.**
1974)[38] .

INDICAÇÕES

Os auto-enxertos gengivais livres são utilizados para:

- Aumento da quantidade de tecido queratinizado (mais especificamente, gengiva aderida)
- Aumentar a profundidade vestibular
- Aumento do volume dos tecidos gengivais em espaços desdentados (procedimentos pré-protéticos)
- Cobertura de raízes em áreas de recessão gengival

CONTRA-INDICAÇÕES

As contra-indicações para um enxerto gengival livre são as seguintes:

- Falta de espessura do tecido do dador
- Considerações médicas (diabetes não controlada, hipertensão, distúrbios hemorrágicos, terapia anticoagulante, etc.)
- Quando a largura mesial distal da raiz desnudada é significativamente maior do que o suprimento sanguíneo periosteal interproximal, de modo que o enxerto não receberia suprimento sanguíneo adequado.
- Uma inaceitável falta de correspondência de cor entre o local enxertado e a gengiva adjacente[39] .

Técnicas

A técnica clássica

Passo 1. Preparação do local recetor. O local recetor foi preparado com uma incisão inicial na junção mucogengival existente com uma lâmina #15 até ao periósteo. As incisões foram alargadas aproximadamente duas vezes a largura desejada do tecido queratinizado. A lâmina foi inserida ao longo da margem gengival cortada e separou um retalho sem perturbar o periósteo. O retalho foi suturado ao periósteo apicalmente, onde se localizará a porção apical do enxerto gengival. Passo 2. Colheita do enxerto gengival livre do palato. O enxerto de espessura parcial foi colhido do palato. O enxerto era constituído por epitélio e uma fina camada de tecido conjuntivo subjacente. Uma espessura adequada entre 1,0 e 1,5 mm é um fator importante para a sobrevivência do enxerto. Passo 3. Transferência e imobilização do enxerto. O enxerto gengival foi adaptado ao local recetor e suturado nas bordas lateral e coronal ao periósteo para fixá-lo na posição. O penso periodontal foi aplicado sobre a área cirúrgica durante dez dias.

Passo 4. Proteção da zona dadora. A zona doadora foi comprimida e coberta com um penso periodontal durante dez dias. Um retentor Hawley modificado é útil para cobrir o pacote no palato
e sobre as cristas edêntulas. As suturas foram removidas 10 dias após a cirurgia. Após a cicatrização inicial, os indivíduos foram chamados de 3 em 3 meses para tratamento periodontal de apoio[40] .

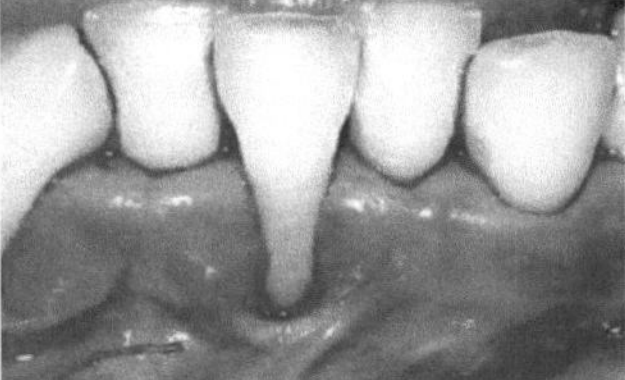

Fig.5.1 recessão gengival de classe III

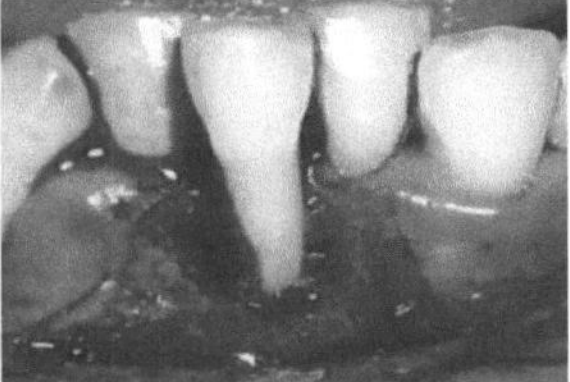

Fig. 5.2 Preparação da área recetora

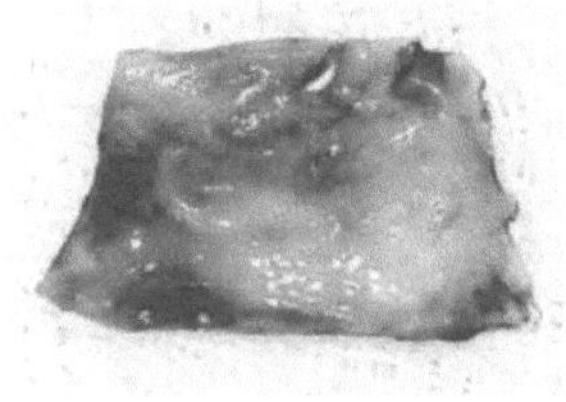
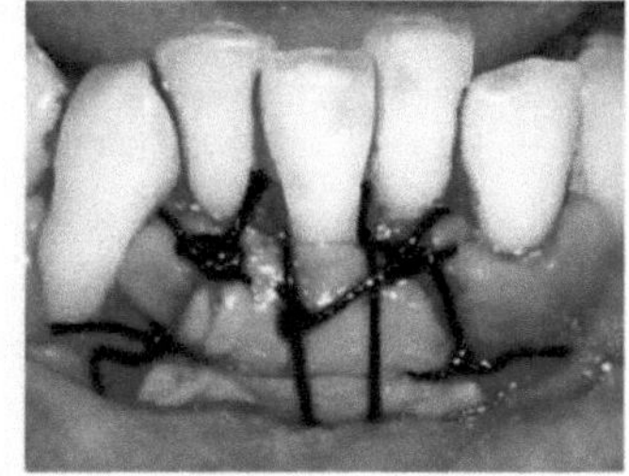

Fig 5.3 enxerto gengival livre colhido do palato Fig 5.4 enxerto gengival livre suturado.

Técnicas variantes

A técnica de enxerto gengival livre é um procedimento previsível, mas o local doador (palato) fica com uma ferida aberta que deve cicatrizar por segunda intenção. As seguintes técnicas variantes tentam minimizar a ferida da zona dadora, removendo o tecido dador numa configuração diferente e alterando a forma para maximizar a cobertura sobre a zona recetora. Estas técnicas são

(1) a técnica do acordeão,

(2) a técnica das tiras, e

(3) a técnica combinada de faixas de tecido epitelial e conjuntivo.

Todas são modificações dos enxertos gengivais livres. A técnica do acordeão, descrita por **Rateitschak et al**, consegue a expansão do enxerto através de incisões alternadas em lados opostos do enxerto. Esta técnica aumenta o tecido do dador do enxerto, alterando a configuração do tecido.

A **técnica da tira**, desenvolvida por **Han et al**, consiste na obtenção de duas ou três tiras de tecido gengival dador com cerca de 3 a 5 mm de largura e comprimento suficiente para cobrir todo o comprimento do local recetor (Figura 5). Estas tiras são colocadas lado a lado para formar um tecido dador e suturadas no local recetor. A área é então coberta com folha de alumínio e penso cirúrgico. As vantagens desta técnica são a rápida cicatrização da zona dadora. A migração epitelial dos bordos da ferida fechada (3 a 5 mm) permite a rápida epitelização da ferida aberta. Normalmente, a zona dadora não necessita de sutura e cicatriza sem problemas em 1 a 2 semanas.

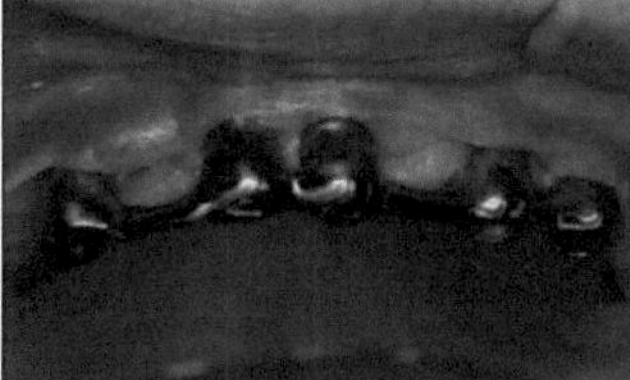

Fig. 5.5

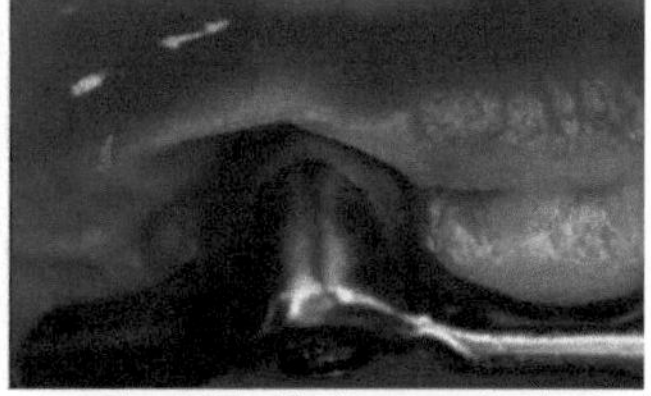

Fig. 5.6 Tecido da mucosa à volta dos implantes

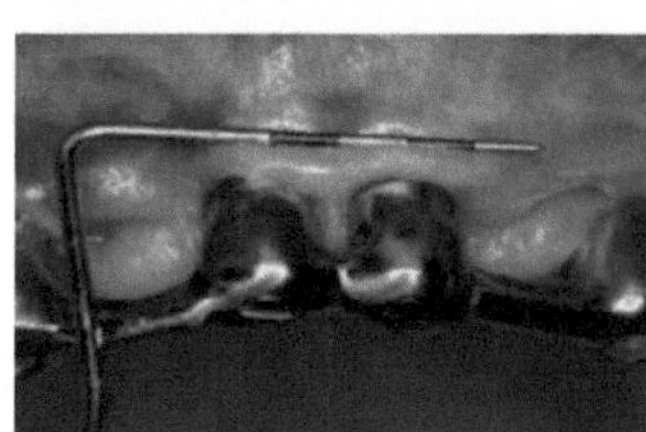

Fig. 5.7

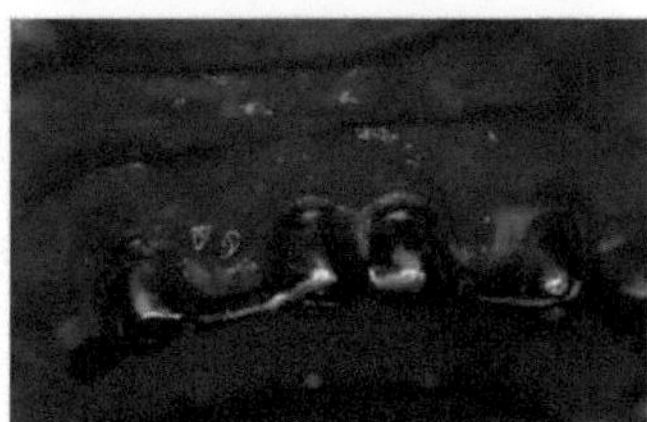

Fig. 5.8 Local do destinatário preparado

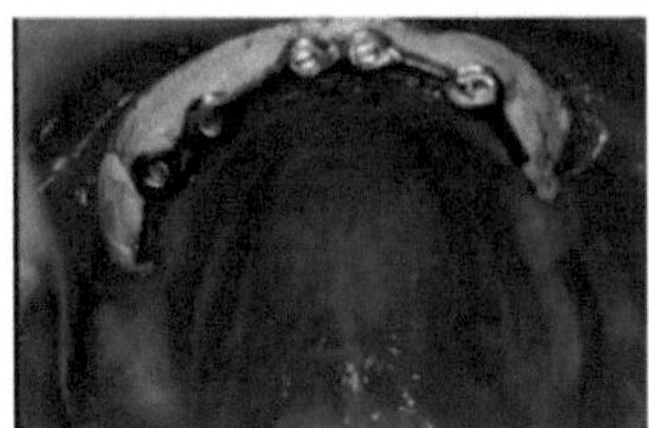
Fig. 5.9 Local do dador

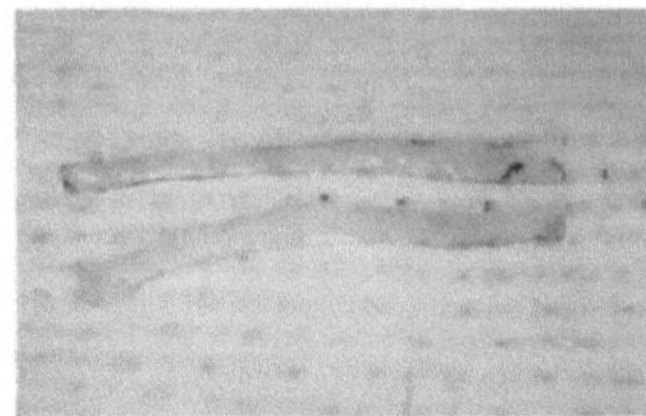
Fig 5.10 Tiras de enxerto livre removidas

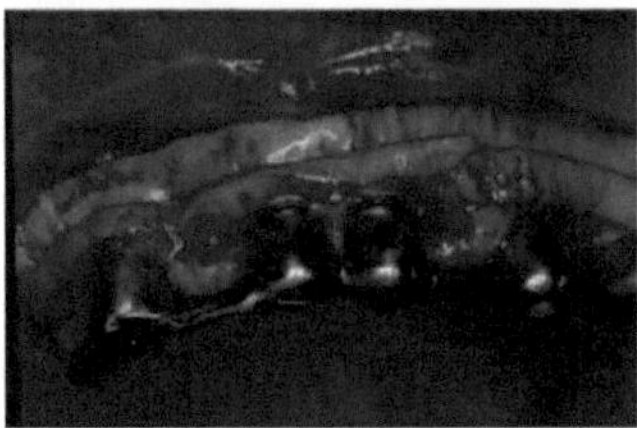
Fig 5.11

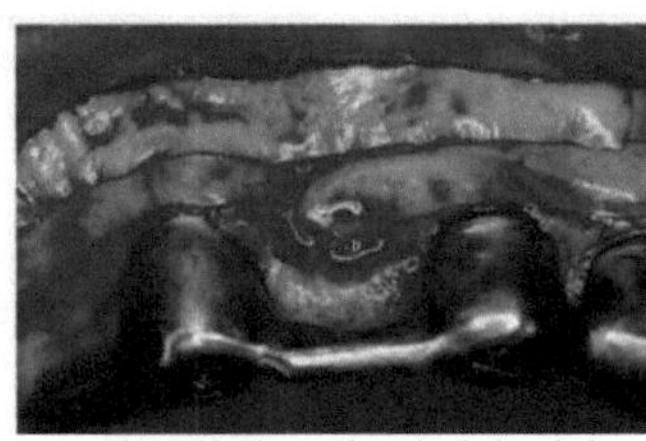
Fig. 5.12 Tiras colocadas lado a lado no local recetor

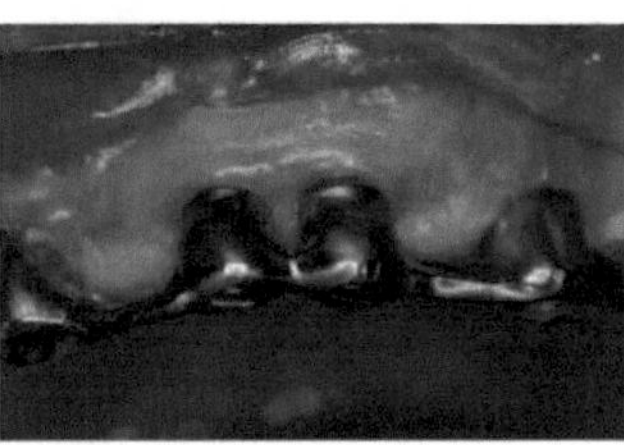
Fig. 5.13 Cicatrização do local recetor após 3 meses.

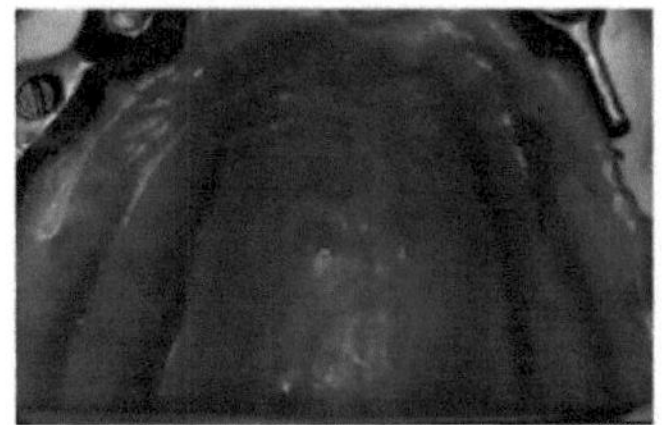
Figura 5.5-5.14 Enxerto gengival livre: técnica de tira.

Observe a gengiva bem queratinizada e aderida.

Em alguns casos, pode ser efectuada uma técnica combinada em que um enxerto de tira profunda é retirado do palato e dividido numa tira de tecido epitelial-conectivo e numa tira de tecido conjuntivo puro. O tecido é obtido da seguinte forma: retirar uma tira de tecido do palato com cerca de 3 a 4 mm de espessura, colocá-la entre dois abaixadores de língua húmidos e dividi-la longitudinalmente com uma lâmina afiada nº 15. Ambos serão utilizados como enxertos livres. A porção superficial é constituída por epitélio e tecido conjuntivo, e a porção mais profunda é constituída apenas por tecido conjuntivo. Estes tecidos dadores são colocados no local recetor como na técnica da tira. A ferida mínima da zona dadora obtida por dois tecidos dadores de uma zona é a vantagem desta técnica[41] .

Cicatrização do enxerto

A cicatrização de enxertos de tecidos moles livres colocados inteiramente sobre um leito recetor de tecido conjuntivo foi estudada em macacos por Oliver *et al.* (1968) e Nobutoe*al.* (1988). Segundo estes autores, a cicatrização pode ser dividida em três fases

A fase inicial (de 0 a 3 dias). Durante estes primeiros dias de cicatrização, está presente uma fina camada de exsudado entre o enxerto e o leito recetor. Durante este período, o tecido enxertado sobrevive com uma "circulação plasmática" avascular do leito recetor. Por conseguinte, é essencial para a sobrevivência do enxerto que seja estabelecido um contacto estreito com o leito recetor subjacente no momento da operação. Uma camada espessa de exsudado ou um coágulo de sangue podem dificultar a "circulação plasmática" e resultar na rejeição do enxerto. O epitélio do enxerto livre degenera no início da fase inicial de cicatrização, tornando-se depois descamado. Ao colocar um enxerto sobre uma recessão, parte do leito recetor será a superfície avascular da raiz. Uma vez que o enxerto depende da natureza do seu leito para a difusão do plasma e subsequente revascularização, a utilização de enxertos livres no tratamento de recessões gengivais envolve um grande risco de insucesso. A área do enxerto sobre a superfície radicular avascular deve receber nutrientes do leito de tecido conjuntivo que circunda a recessão. Assim, a quantidade de tecido que pode ser mantida sobre a superfície radicular é limitada pelo tamanho da área avascular.

2. *Fase de revascularização (de 2-11 dias).* Após 4-5 dias de cicatrização, estabelecem-se anastomoses entre os vasos sanguíneos do leito recetor e os do tecido enxertado. Assim, a circulação do sangue é restabelecida nos vasos sanguíneos pré-existentes do enxerto. O período de tempo subsequente é o da zona avascular, caracterizado pela proliferação capilar, que resulta gradualmente numa densa rede de vasos sanguíneos no enxerto. Ao mesmo tempo, estabelece-se uma união fibrosa entre o enxerto e o leito de tecido conjuntivo subjacente. A reepitelização do enxerto ocorre principalmente pela proliferação do epitélio dos tecidos adjacentes. Se um enxerto livre for colocado sobre a superfície radicular desnudada, a migração apical do epitélio ao longo da superfície do enxerto voltada para o dente pode ocorrer nesta fase da cicatrização.

3. *Fase de maturação do tecido (de 11 a 42 dias).* Durante este período, o número de vasos sanguíneos no transplante diminui gradualmente e, após cerca de 14 dias, o sistema vascular do enxerto parece normal. Além disso, o epitélio amadurece gradualmente com a formação de uma camada de queratina durante esta fase de cicatrização.

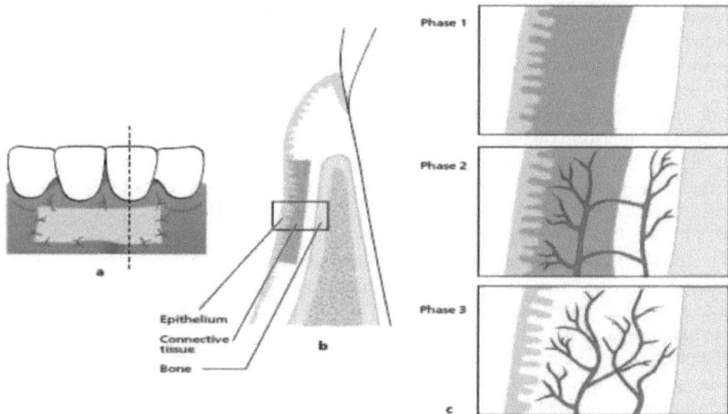

Fig 5.15 Cicatrização do enxerto

O estabelecimento e a manutenção de uma "circulação plasmática" entre o leito recetor e o enxerto durante a fase inicial da cicatrização é fundamental para o resultado deste tipo de terapia. Por conseguinte, para assegurar condições ideais de cicatrização, o sangue entre o enxerto e o local recetor deve ser removido exercendo pressão contra o enxerto após a sutura[42] .

DESVANTAGEM

O enxerto gengival livre epitelizado mantém a cor do tecido dador. Esta cor é frequentemente diferente da do local recetor, pelo que este procedimento deve ser evitado em áreas de grande preocupação estética[43] .

COMPLICAÇÕES

A principal complicação do procedimento é a hemorragia da zona dadora. Esta pode ocorrer durante o procedimento ou após a saída do doente do consultório.

Durante o procedimento

Não entrar em pânico se ocorrer uma hemorragia durante o procedimento. Avaliar a origem da hemorragia (arterial ou venosa) e a sua localização. Se a artéria palatina ou um ramo tiver sido cortado, é melhor colocar uma ou mais suturas de compressão no palato, proximal ao local da hemorragia, para reduzir ou parar a hemorragia (Fig. 5.16). As suturas devem ser colocadas entre o local da hemorragia e o forame palatino.

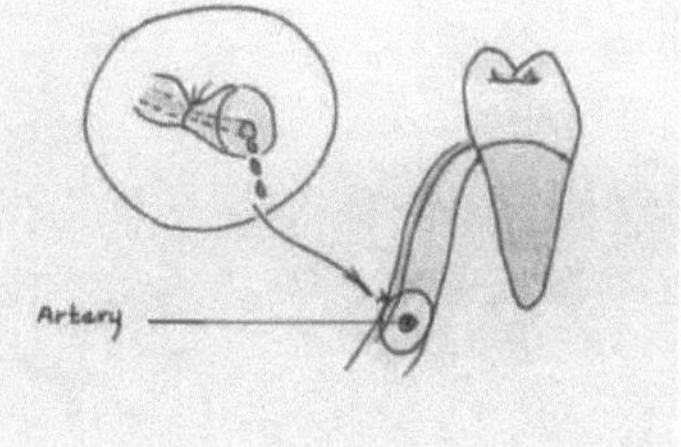

Fig 5.16 Sutura compressiva da artéria palatina.

Outra alternativa é cauterizar o vaso sangrante. Como último recurso, alguns autores (Hollingshead 1968), defendem a elevação de um retalho de espessura total para permitir a visualização e ligadura dos vasos sanguíneos[44] .

Após o procedimento

Se ocorrer uma hemorragia após o procedimento, assegurar ao doente a sua segurança. O doente deve humedecer um saco de chá e pedir-lhe que coloque o saco de chá no palato e faça pressão durante 10-15 minutos. Se a hemorragia não parar, pedir ao doente que se dirija ao seu consultório. Uma vez no consultório, utilizar infiltração com lidocaína 2% com epinefrina 1/50.000, suturas compressivas, Gelfoam, etc., ou enviar o doente para as urgências.

Outras complicações

Inchaço e nódoas negras

Outra complicação do procedimento pode incluir inchaço e nódoas negras no local recetor. Após a utilização inicial de compressas frias nas primeiras 24 horas, a aplicação de compressas quentes, em conjunto com medicamentos anti-inflamatórios, aliviará o problema.

Mobilidade do enxerto

A mobilidade do enxerto após a cicatrização completa é normalmente o resultado de uma preparação incorrecta do leito. Demasiado tecido solto ou fibras musculares deixadas acima do periósteo resultam em mobilidade do enxerto. Nesta altura, não é necessário refazer o enxerto. A elevação de um retalho de espessura parcial que inclua o enxerto, a remoção dos tecidos soltos acima do periósteo e a ressutura resolvem geralmente o problema.

INSTRUÇÕES PÓS-OPERATÓRIAS

1. Após a cirurgia plástica periodontal, o doente deve ser aconselhado a evitar escovar o local da cirurgia durante, pelo menos, três semanas, enquanto ocorre a cicatrização inicial.
2. Durante este período, deve ser prescrito ao doente um elixir bucal de gluconato de clorexidina a 0,2% duas vezes por dia.
3. Imediatamente após a cirurgia, o doente também deve ser aconselhado a não levantar o lábio ou puxar a bochecha para ver o local da cirurgia. Isto pode causar a deslocação dos tecidos que foram cuidadosamente suturados na sua posição.
4. As suturas devem ser deixadas in situ durante aproximadamente 10-14 dias, uma vez que são necessários cerca de 8-10 dias para que a união do tecido conjuntivo e o fornecimento de sangue adequado se desenvolvam no tecido enxertado[45] .

Capítulo 5

ENXERTO DE TECIDO CONJUNTIVO SUBEPITELIAL

Este procedimento é a forma mais eficaz de obter uma cobertura radicular antecipada com um elevado grau de melhoria cosmética[46] .

HISTÓRIA

O tecido conjuntivo gengival subjacente demonstrou ser uma fonte viável de células para repovoar o epitélio[47] e uma fonte algo antecipada para aumentar a zona de gengiva queratinizada[48,49] . ***Langer e Langer (1985)***[i5] introduziram e delinearam as indicações e os procedimentos necessários para obter sucesso com o SCTG. **Nelson (1987)**[50] modificou os procedimentos para aumentar ainda mais a previsibilidade clínica (> 90%). A técnica ganha a sua previsibilidade clínica através da utilização de um retalho bilaminar (**Nelson 1987; Harris, 1992**)[50,51] concebido para assegurar a vascularização do enxerto e um elevado grau de cosmética gengival a partir da cicatrização por segunda intenção do enxerto de tecido conjuntivo. Isto parece evitar o aspeto de remendo de pneu frequentemente associado aos FGGs.

A previsibilidade e a estética superior proporcionadas por esta técnica fazem dela o padrão de ouro para o recobrimento radicular. **Jahnke et al**[52] relataram uma taxa de sucesso cinco vezes maior para alcançar 100% de cobertura radicular quando se utiliza um enxerto de tecido conjuntivo versus um enxerto gengival livre espesso.

Vantagens

- Estética
- Previsibilidade
- Procedimento numa só etapa
- Trauma palatal mínimo
- Cobertura de recessão múltipla
- Aumento da vascularização do enxerto

Desvantagens

- Elevado grau de competência técnica
- Necessidade de uma maior quantidade de tecido

Indicações

- Na recessão de classe I e de classe II de Millers
- Cobertura de dentes únicos e múltiplos

Contra-indicações

- Palatos largos e pouco profundos

Procedimento para o enxerto de tecido conjuntivo subepitelial

(Langer e. Técnica de Langer)

O procedimento é basicamente uma combinação de um retalho de espessura parcial posicionado coronalmente e um enxerto de tecido conjuntivo livre.

Preparação do local do destinatário

Utiliza-se um bisturi n.º 15 para delinear o local da cirurgia, certificando-se de levantar o retalho de espessura parcial. As incisões papilares recortadas devem ser efectuadas acima da JCE para obter uma cobertura total da raiz e para que seja preparada uma superfície de sangramento adequada. (Fig. 7.1, A e B). As incisões verticais são alargadas para os tecidos da mucosa para permitir o posicionamento coronal do retalho. O retalho de espessura parcial é levantado através de uma dissecção afiada. Apicalmente, a superfície inferior do retalho é libertada do periósteo subjacente através de uma incisão horizontal. Isto permitirá o posicionamento coronal do retalho

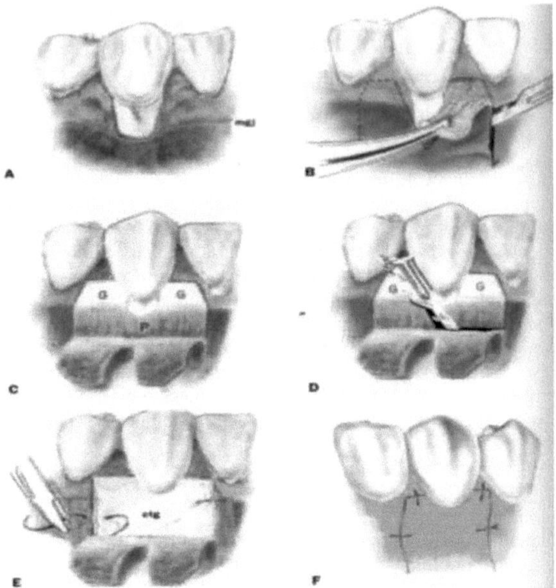

Fig. 7.1 Técnica de Langer e Langer

Preparação do local do dador (Takei et al., 2006)[53]

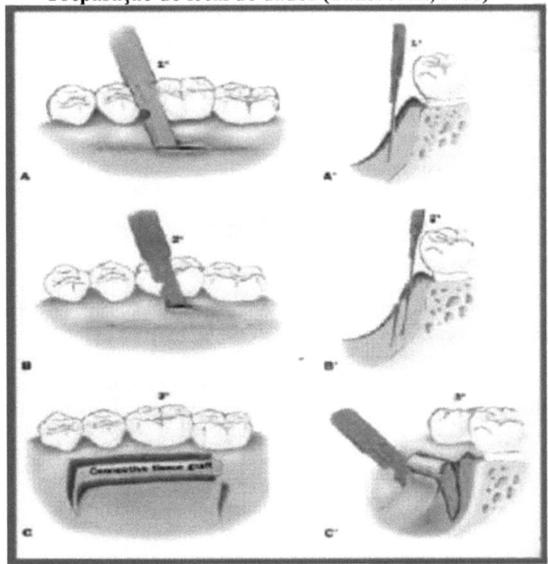

Fig. 7.2

Enxerto de tecido conjuntivo subepitelial: zona dadora (vistas palatina e transversal) A e A'. A incisão horizontal primária de espessura parcial é efectuada a 5 a 7 mm da margem gengival. B e B', a incisão horizontal secundária é efectuada a 2 a 3 mm da margem gengival. As incisões são direccionadas apicalmente para fornecer um enxerto de tecido conjuntivo com 1,5 a 2 mm de espessura e comprimento suficiente para cobrir a superfície radicular exposta a ser coberta. 7.2 C e C'.

Modificação da técnica de Langer e Langer
Técnica do envelope

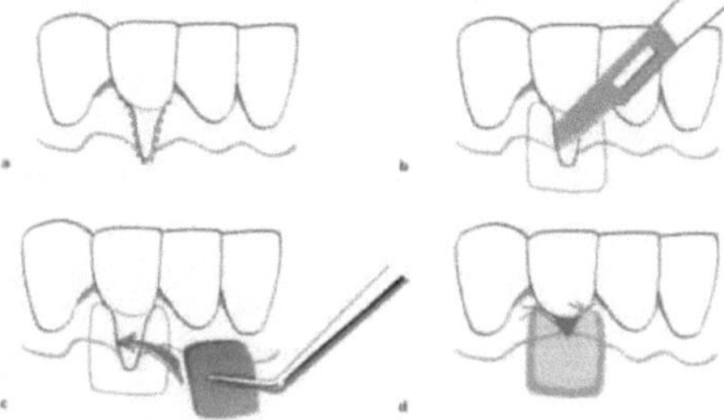

Fig 7.3 Técnica do envelope

Preparação do local recetor. O local recetor é preparado eliminando primeiro o epitélio sulcular através de uma incisão interna biselada em segundo lugar; um envelope é preparado apicalmente e lateralmente à recessão através de incisões divididas.
A profundidade da preparação deve ser de 3-5 mm em todas as direcções. Na direção apical, a preparação do local deve estender-se para além da junção mucogengival para facilitar a colocação do enxerto de tecido conjuntivo e para permitir o avanço coronal do retalho da mucosa no momento da sutura. O enxerto, que é obtido através de uma abordagem de alçapão, é inserido no envelope preparado e posicionado de forma a cobrir a superfície radicular exposta. São colocadas suturas para fixar o enxerto na posição[54] .
quando foi avaliada a cobertura completa, foi obtido um sucesso de 80% para recessões únicas das Classes I e II e de 70% para recessões múltiplas, um estudo retrospetivo relata resultados muito positivos no tratamento de recessões das Classes I e II utilizando a técnica do envelope e um SCTG[55] .
Técnica do túnel[56]
No caso de serem tratadas várias recessões adjacentes, são preparados envelopes para cada dente, como descrito acima. No entanto, as incisões laterais divididas são alargadas de modo a que os envelopes múltiplos sejam ligados mesial e distalmente para formar um túnel mucoso. Deve-se ter cuidado para evitar o descolamento das papilas. O enxerto é colocado suavemente no interior do túnel e as suas extremidades mesial e distal são fixadas com duas suturas interrompidas.

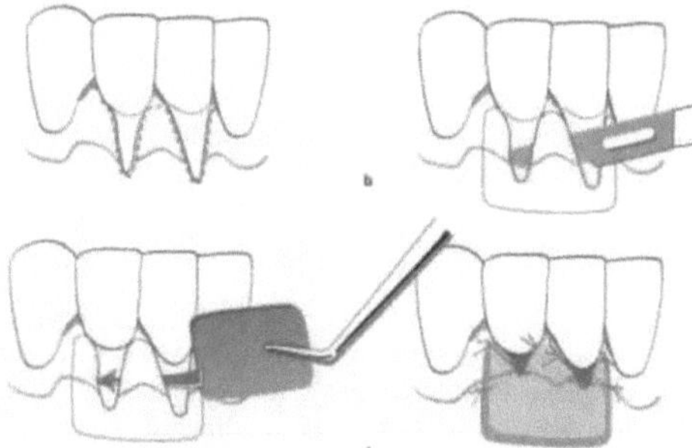

Fig. 7.4Técnica do túnel

Enxertos de tecido conjuntivo com relevo epitelial
Quando o significado do colar epitelial no enxerto de tecido conjuntivo subepitelial foi comparado com o enxerto de tecido conjuntivo não epitelial, o colar epitelial retido no SCTG não proporcionou um benefício significativo no que respeita aos parâmetros clínicos, para além do aumento a curto prazo da largura queratinizada. Por conseguinte, sugere-se que o colar epitelial retido num SCTG pode não resultar num melhor resultado clínico em comparação com um sem colar epitelial[57] .
Cura[58]
Aos 7 dias, um coágulo estava presente nas zonas de demarcação e estava mais organizado aos 14 dias. Aos 28 dias, o epitélio juncional estava formado e as zonas de demarcação não podiam ser delineadas. Aos 60 dias, o epitélio oral tinha recuperado o seu aspeto normal. A fixação do enxerto à superfície da raiz foi mediada por

uma combinação de crescimento epitelial descendente e fixação do tecido conjuntivo. Foi observada uma formação mínima de novo osso e cemento. A vascularização do enxerto aos 7 dias teve origem no plexo periodontal e no retalho sobrejacente. Aos 14 dias, o enxerto estava completamente vascularizado. Aos 28 e 60 dias, a vascularização normal estava presente.

Possível complicação

Hemorragia (consultar o capítulo anterior).

ENXERTOS PEDICULARES: PAPILA ROTATIVA E DUPLA

HISTÓRIA

O retalho pediculado lateral foi descrito pela primeira vez por Grupe e Warren[59] no ano de 1956. Inicialmente foi descrito como "retalho lateral deslizante". Eles relataram a elevação de um retalho de espessura total a um dente de distância do defeito e a sua rotação para cobrir a recessão. O procedimento foi então modificado e nomeado como retalho posicionado lateralmente. O "retalho rotacional oblíquo", o "retalho rotacional" e o "retalho transposto" são modificações no desenho da incisão. Quando o movimento lateral é tanto mesial quanto distal ao defeito, o retalho é chamado de retalho de papila dupla[60] . Em 1967, Hattler[61] relatou a utilização de um retalho de espessura parcial deslizante para corrigir defeitos mucogengivais em dois ou três dentes adjacentes.

Cohen & Ross[62] , utilizaram a papila interproximal para cobrir recessões e corrigir defeitos gengivais em áreas de gengiva insuficiente, não adequadas para um retalho lateral deslizante, e descreveram o retalho reposicionado de papila dupla. Esta técnica oferece as vantagens do duplo fornecimento de sangue e da desnudação apenas do osso interdentário, que é menos suscetível a danos permanentes após a exposição cirúrgica. Pode ser utilizado um retalho de espessura total ou parcial. Este último é preferível porque oferece a vantagem de uma cicatrização mais rápida no local do dador e reduz o risco de perda de altura do osso facial, especialmente se o osso for fino, ou a presença de deiscência ou uma fenestração, se houver suspeita[63] .

De facto, Wood et al relataram um aumento do osso no tempo de cicatrização com um retalho de espessura parcial em oposição a um retalho de espessura total (0,98 mm versus 0,62 mm). A vantagem do enxerto pedicular em relação ao auto-enxerto gengival livre é a presença do seu próprio fornecimento de sangue, na base, que irá nutrir o enxerto e facilitar o restabelecimento de anastomoses vasculares no local recetor durante a fase de cicatrização.

INDICAÇÕES

- Quantidade inadequada de gengiva aderente
- Recessões isoladas únicas que têm tecido dador adequado lateralmente[64] .
- Recessão junto a uma área edêntula[65] .

CONTRA-INDICAÇÕES

- O local do dador não tem gengiva aderente suficiente
- A zona doadora apresenta fenestrações ou deiscências[66]
- Fixação(ões) frenal(ais) secundária(s) no local do dador
- Múltiplas recessões adjacentes[10] .

PRÉ-REQUISITOS

- Biótipo periodontal espesso
- De preferência, vestíbulo profundo

VANTAGENS

- É possível uma correção previsível da recessão gengival, uma vez que o enxerto tem um fornecimento ininterrupto de sangue
- O desconforto pós-operatório é geralmente pequeno, uma vez que não é necessária uma segunda cirurgia ou outro local cirúrgico.
- Além disso, a cor do enxerto combina com a gengiva adjacente, esta técnica proporciona uma boa estética.

DIADVANTAGENS

- Aplicável apenas a recessões num único local
- É necessária uma quantidade adequada de tecido queratinizado no local do dador e um vestíbulo profundo[60] .
- Possível perda de osso e recessão gengival no local do dador[67] .

TÉCNICA

Antes de levantar o tecido dador, a largura do defeito de recessão deve ser medida para adivinhar o tamanho do retalho pediculado necessário. Para permitir uma união e cicatrização adequadas do retalho reposicionado, é cortada uma camada de tecido epitelizado à volta das margens do defeito de recessão para expor o tecido conjuntivo subjacente. Do mesmo modo, o epitélio superficial adjacente ao defeito de recessão no lado oposto àquele em que o tecido dador será retirado é também removido para expor o tecido conjuntivo subjacente (Fig. 1a-b).

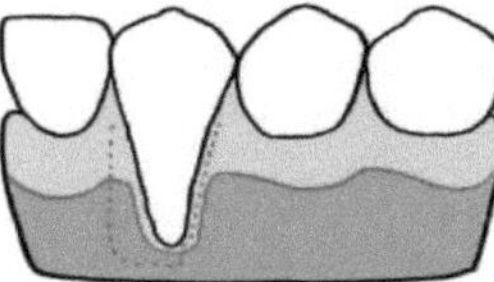

Fig.8.1 Diagrama que mostra o contorno da incisão inicial através do epitélio de superfície à volta do defeito de recessão.

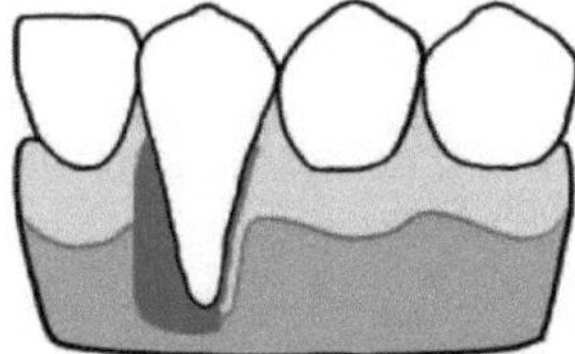

Fig. 8.2 O epitélio de superfície é dissecado como se mostra para deixar exposto o tecido conjuntivo (TC) no aspeto mesial, que está agora preparado para receber o tecido de enxerto.

Um retalho pediculado com o dobro da largura do defeito de recessão é então levantado através de uma incisão oblíqua afastada do defeito de recessão, deixando alguns milímetros de tecido gengival queratinizado à volta do dente adjacente no local doador. Uma segunda incisão oblíqua de alívio distal é efectuada em direção à região apical, a partir do local onde a primeira incisão terminou, e estendida para além da junção mucogengival até à mucosa do revestimento alveolar. Um retalho pediculado de espessura dividida é então levantado e rodado sobre a superfície radicular exposta e o tecido conjuntivo previamente exposto no lado oposto.

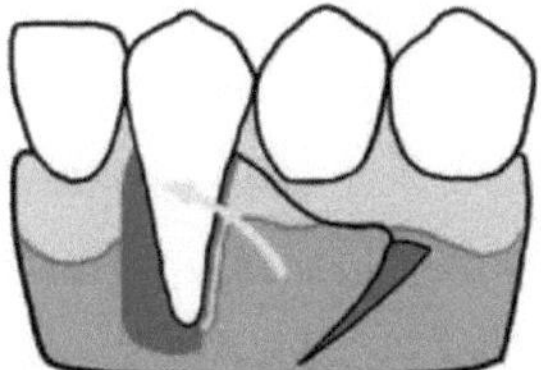

Fig. 8.3 A quantidade de tecido necessária é medida e um retalho de espessura dividida é levantado no aspeto distal da superfície da raiz. O tecido é reposicionado lateralmente sobre o defeito de recessão e o TC exposto no aspeto mesial da raiz.

O tecido do enxerto deve estar livre de qualquer tensão; caso contrário, a incisão de alívio deve ser alargada mais apicalmente. Uma vez reposicionado, o retalho pediculado é suturado com suturas interrompidas finas e é aplicada pressão durante alguns minutos para minimizar o coágulo por baixo do retalho pediculado. Isto é importante para garantir uma boa união entre os tecidos dador e recetor e para assegurar uma boa vascularização do tecido enxertado. Pode ser colocado um penso periodontal, se necessário, mas não é obrigatório[68] .

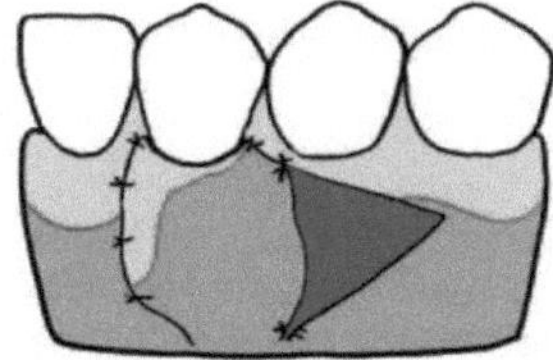

Fig. 8.4 O retalho pediculado é suturado na sua posição e a TAC exposta no local do dador é deixada a cicatrizar por segunda intenção.

CICATRIZAÇÃO DE FERIDAS

O retalho posicionado lateralmente será cicatrizado com uma ligação à raiz exposta. Esta ligação pode ser uma ligação de tecido conjuntivo, um epitélio juncional longo ou uma combinação dos dois[69]. Evite sondar ou destartarizar essa área durante seis meses. A cobertura das superfícies radiculares expostas com esta técnica tem variado de 60% a 72%[70].

Complicações

A complicação mais comum é uma ligeira recessão no local do dador. Isto é mais provável de ocorrer se o periodonto for fino (biótipo fino), com gengiva fina e osso alveolar subjacente fino.

Outra complicação é a necrose ou descolamento do retalho. Isto acontece se o retalho for demasiado fino, num retalho de espessura parcial, devido a uma técnica incorrecta ou a uma anatomia inadequada. O retalho solta-se se a dissecção foi insuficiente e o retalho foi suturado com tensão.

RETALHO RODADO OBLIQUAMENTE

Trata-se de uma variação do retalho posicionado lateralmente de **Pennel et al**[71]. O pedículo é rodado obliquamente (90 graus) e suturado ao leito do tecido conjuntivo subjacente.

PROCEDIMENTO DE DUPLA PANQUECA

INTRODUÇÃO

"Este procedimento foi descrito pela primeira vez por Wainberg como o retalho duplo lateral reposicionado **Goldman e colegas**[72], **1964** e foi refinado por Cohen e Ross[62] (1968) como o retalho duplo de papila. Foi concebido para obter uma gengiva aderida adequada que pode ser obtida a partir da zona de gengiva queratinizada aderida e/ou cobertura de uma superfície radicular de uma superfície radicular desnudada de um dente através da união de duas papilas interdentárias. ***Grupe et al*** propuseram a técnica de retalho reposicionado lateralmente para o recobrimento radicular de recessões isoladas[60]. A percentagem média de recobrimento radicular registada varia entre 34% e 82%[68].

INDICAÇÕES

- Quando as papilas interproximais adjacentes ao problema mucogengival são suficientemente largas.
- Quando a gengiva queratinizada aderida num dente de aproximação é insuficiente para permitir um retalho posicionado lateralmente.
- Quando as bolsas periodontais não estão presentes.

VANTAGENS

- O risco de perda de osso alveolar é minimizado porque o osso interdentário é mais resistente à perda do que o osso radicular.
- As papilas fornecem normalmente uma maior largura de gengiva aderente do que aquela que pode ser obtida a partir da superfície radicular de um dente.
- A previsibilidade clínica deste procedimento é bastante boa.

DESVANTAGENS

- A principal desvantagem deste procedimento é a necessidade de unir dois pequenos retalhos de modo a que funcionem como um único retalho.

TÉCNICA

É removida uma manga de tecido epitelizado à volta do defeito de recessão para expor o tecido conjuntivo subjacente (Fig. 8.5)

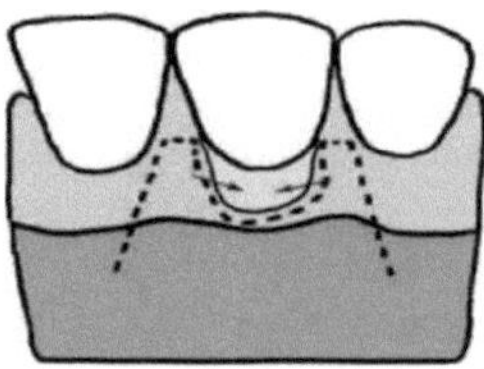

Fig. 8.5 Esboço das incisões efectuadas sobre a papila de cada lado do defeito de recessão para levantar um retalho pediculado de espessura dividida.

Devem ser levantados retalhos de espessura dividida das papilas de cada lado do defeito de recessão com incisões de alívio verticais no ângulo da linha distal do dente à frente e no ângulo da linha mesial do dente atrás. As incisões de alívio são estendidas para além da linha mucogengival e levadas até ao osso neste ponto para ajudar a libertar a tensão no retalho. As duas papilas são reposicionadas e colocadas sobre a superfície radicular exposta e suturadas em conjunto com suturas interrompidas finas ao longo da linha média da superfície radicular exposta (Fig. 8.6).

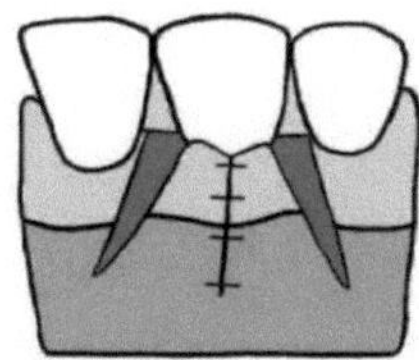

Fig. 8.6 Os retalhos pediculares são suturados em conjunto sobre o defeito de recessão.

É colocada uma sutura em torno do dente para manter o tecido enxertado na sua posição e evitar que deslize apicalmente. Aplica-se uma pressão suave durante alguns minutos para minimizar o coágulo que se forma sob o enxerto pedicular e pode ser colocado um penso periodontal, se necessário. O tecido conjuntivo exposto no local do dador pode ser deixado a cicatrizar por segunda intenção.

COMPLICAÇÕES

- Para além da necrose do retalho, podem surgir complicações como inchaço e hematomas na zona recetora.
- Uma sutura e estabilização inadequadas podem resultar na separação dos dois retalhos pediculares, resultando no fracasso do procedimento.
- A sutura dos dois retalhos sobre a superfície da raiz prejudica a irrigação sanguínea, e é frequente obterem-se maus resultados com esta técnica.

  Na prática, muitos clínicos têm tido um sucesso limitado com o retalho de papila dupla. A combinação de enxerto de tecido conjuntivo e retalho de papila dupla pode aumentar a taxa de sucesso do procedimento[51] .

RETALHOS POSICIONADOS APICALMENTE

HISTÓRIA

Um dos primeiros autores a descrever uma técnica para a preservação da gengiva após a cirurgia foi Nabers (1954). A técnica cirúrgica desenvolvida por Nabers foi originalmente denominada "reposicionamento da gengiva aderida" e foi posteriormente modificada por Ariaudo e Tyrrell (1957). Em 1962, Friedman propôs o termo retalho reposicionado apicalmente para descrever de forma mais apropriada a técnica cirúrgica introduzida por Nabers.

Vantagens do retalho reposicionado apicalmente:

- Profundidade mínima da bolsa no pós-operatório
- Se for obtida uma cobertura óptima dos tecidos moles do osso alveolar, a perda óssea pós-cirúrgica é mínima
- A posição pós-operatória da margem gengival pode ser controlada e todo o complexo mucogengival pode ser mantido.

Desvantagens

- O sacrifício dos tecidos periodontais pela ressecção óssea e a subsequente exposição das superfícies radiculares (que pode causar problemas estéticos e de sensibilidade radicular).

Técnica

De acordo com Friedman (1962), a técnica deve ser efectuada da seguinte forma

- É efectuada uma incisão em bisel invertido utilizando um bisturi com uma lâmina Bard-Parker (n.º 12B ou n.º 15). A distância da margem gengival vestibular/lingual a que a incisão deve ser efectuada depende da profundidade da bolsa, bem como da espessura e da largura da gengiva. Se, no pré-operatório, a gengiva for fina e apenas estiver presente uma zona estreita de tecido queratinizado, a incisão deve ser efectuada perto do dente. A incisão de chanfradura deve ter um contorno recortado, para garantir uma cobertura interproximal máxima do osso alveolar quando o retalho for posteriormente reposicionado. As incisões de libertação verticais que se estendem até à mucosa alveolar (ou seja, para além da junção muco-gengival) são efectuadas em cada um dos pontos finais da incisão inversa, tornando assim possível o reposicionamento apical do retalho.

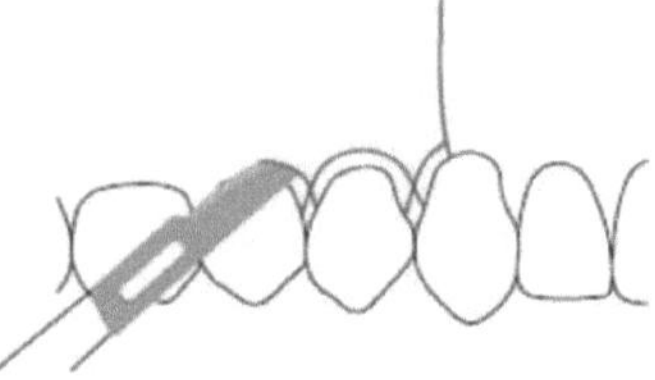

Fig 9.1 Retalho reposicionado apicalmente. Após uma incisão de libertação vertical, a incisão em bisel invertido é efectuada através da gengiva e do periósteo para separar o tecido inflamado adjacente ao dente do retalho

- Um retalho mucoperiosteal de espessura total, incluindo a gengiva bucal/lingual e a mucosa alveolar, é levantado por meio de um elevador mucoperiosteal. O retalho tem de ser elevado para além da linha muco-gengival, de modo a poder reposicionar mais tarde o tecido mole apicalmente. O colarinho marginal de tecido, incluindo o epitélio da bolsa e o tecido de granulação, é removido com curetas e as superfícies radiculares expostas são cuidadosamente raspadas e aplainadas.

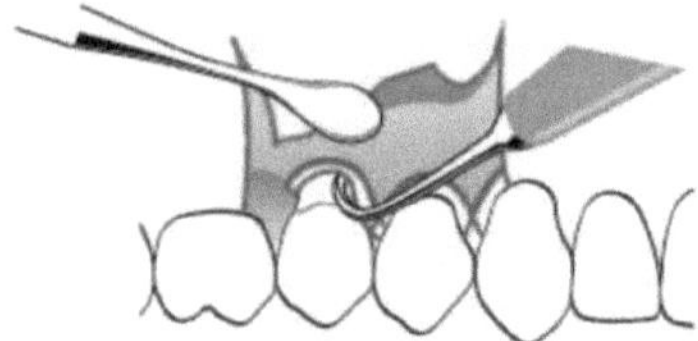

Fig 9.2 Retalho reposicionado apicalmente. Um retalho mucoperiosteal é levantado e o colar de tecido remanescente ao redor dos dentes, incluindo o epitélio da bolsa e o tecido conjuntivo inflamado, é removido com uma cureta.

- A crista óssea alveolar é recontornada com o objetivo de recapturar a forma normal do processo alveolar, mas a um nível mais apical. A cirurgia óssea é efectuada com brocas e/ou cinzéis ósseos.

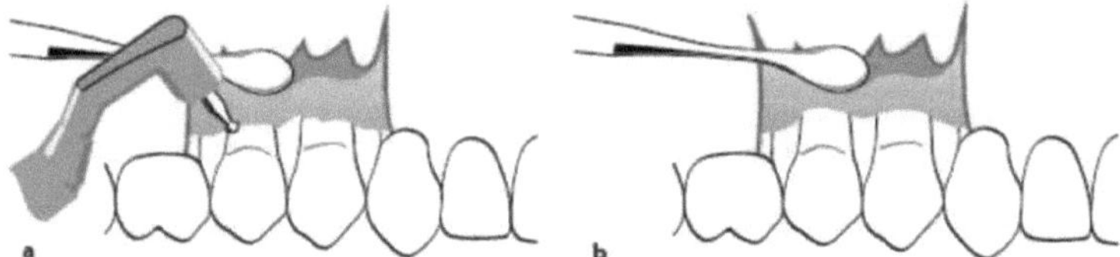

Fig 9.3 Retalho reposicionado apicalmente. A cirurgia óssea é efectuada com a utilização de uma broca rotativa (a) para recapturar o contorno fisiológico do osso alveolar (b).

- Após um ajuste cuidadoso, o retalho bucal/lingual é reposicionado ao nível da crista óssea alveolar recentemente recontornada e fixado nesta posição. A técnica incisional e excisional utilizada significa que nem sempre é possível obter uma cobertura adequada de tecido mole do osso alveolar interproximal desnudado. Por conseguinte, deve ser aplicado um penso periodontal para proteger o osso exposto e para reter o tecido mole ao nível da crista óssea. Após a cicatrização, é preservada uma zona "adequada" de gengiva e não deve haver bolsas residuais.

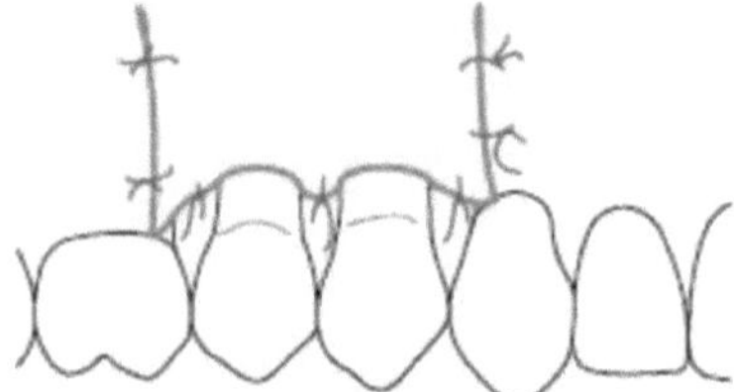

Fig 9.4 Retalho reposicionado apicalmente. Os retalhos são reposicionados em direção apical ao nível da crista óssea alveolar recontornada e mantidos nesta posição por suturas.

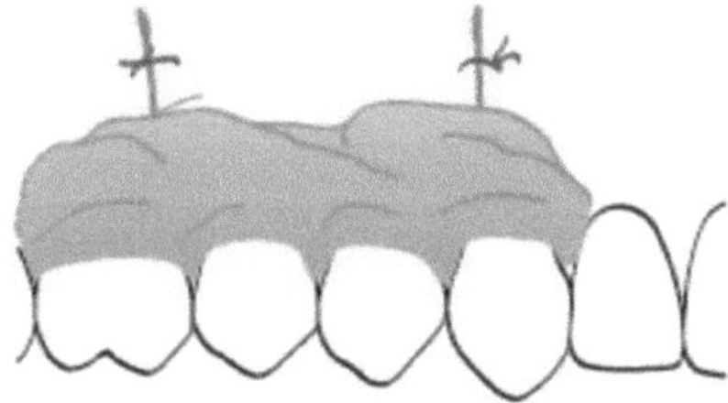

Fig 9.5 Retalho reposicionado apicalmente. É colocado um penso periodontal sobre a área cirúrgica para assegurar que os retalhos permanecem na posição correcta durante a cicatrização.

Para lidar com bolsas periodontais no aspeto palatino dos dentes superiores, Friedman descreveu uma modificação do "retalho reposicionado apicalmente", que ele denominou de retalho biselado:

- A fim de preparar o tecido na margem gengival para seguir corretamente o contorno da crista óssea alveolar, é primeiro ressecado um retalho mucoperiosteal convencional.
- As superfícies dentárias são desbridadas e é efectuado o recontorno ósseo.

- O retalho palatino é subsequentemente substituído e a margem gengival é preparada e ajustada à crista óssea alveolar através de uma incisão secundária recortada e biselada. O retalho é fixado nesta posição com suturas interproximais[73] .

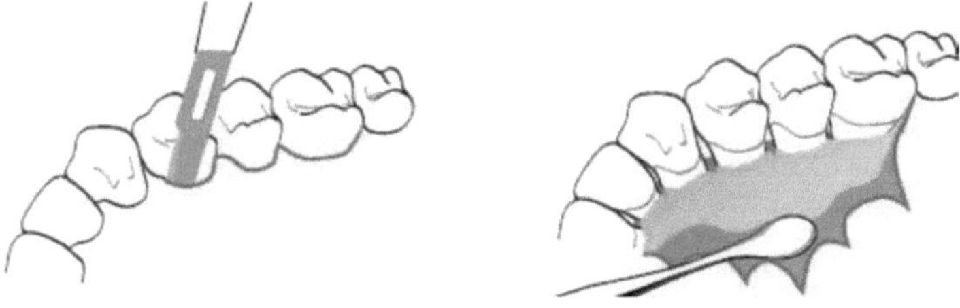

Fig 9.6 Retalho biselado. É efectuada uma incisão primária intracrevicular através do fundo da bolsa periodontal (a) e é levantado um retalho mucoperiosteal convencional (b).

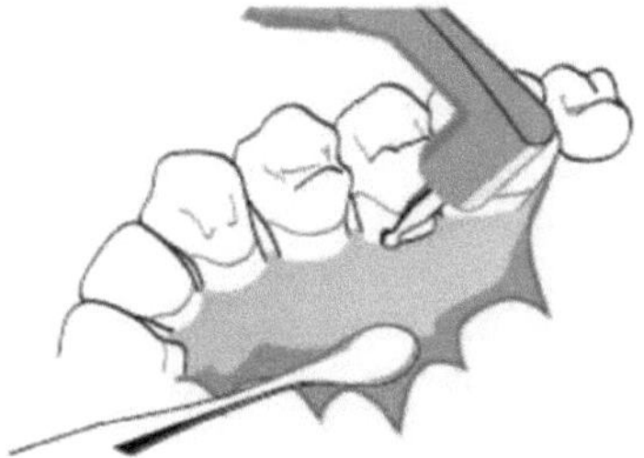

Fig. 9.7 Retalho biselado. A raspagem, o alisamento radicular e o recontorno ósseo são efectuados na área cirúrgica.

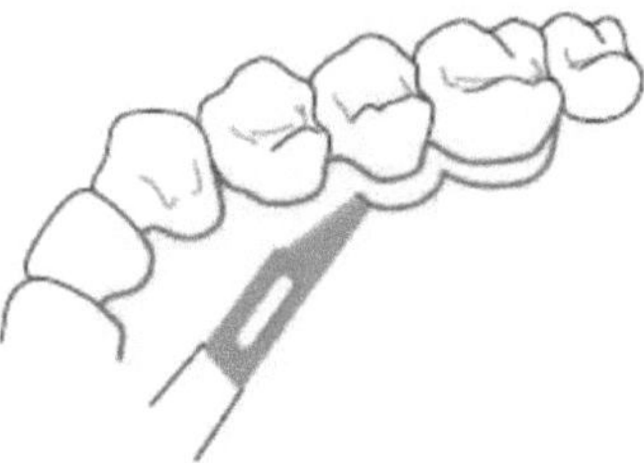

Fig. 9.8 Retalho biselado. O retalho palatino é substituído e é efectuada uma incisão secundária, recortada, em bisel invertido, para ajustar o comprimento do retalho à altura do osso alveolar remanescente.

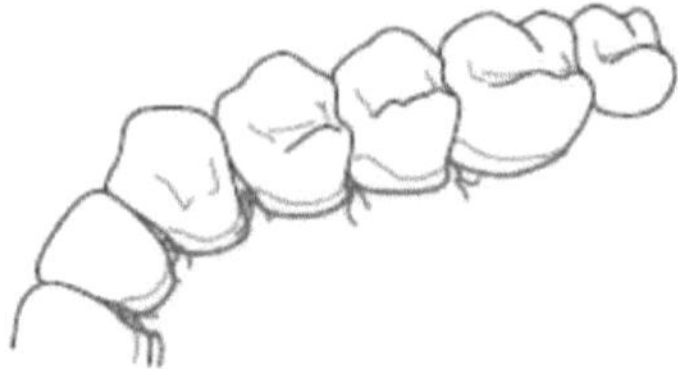

Fig. 9.9 Retalho biselado. O retalho encurtado e fino é recolocado sobre o osso alveolar e em estreito contacto com as superfícies radiculares

Retalho apicalmente reposicionado modificado

Para ultrapassar as desvantagens do APF, foi efectuada uma modificação por Carnio e Miller em 1999. O retalho reposicionado apicalmente modificado (MARF) envolve uma única incisão horizontal. É fácil de executar, simples e requer menos tempo de cadeira para o doente e o operador. A incisão horizontal é feita paralelamente à JMG, de modo que 0,5 mm de gengiva permaneça coronal ao retalho. A sua extensão permite o reposicionamento do retalho apicalmente sem a utilização de incisões de libertação verticais. A utilização da técnica MARF para aumentar a área doadora tem uma vantagem sobre a FGG, pois elimina o segundo sítio cirúrgico.

Técnica

Foi efectuada uma incisão horizontal na AG (gengiva anexa) com uma lâmina Bard-Parker n.º 15, 0,5 mm coronal à junção mucogengival. A incisão horizontal foi efectuada paralelamente à junção mucogengival. Esta incisão foi biselada com a lâmina a entrar em contacto com o periósteo num ponto apical à crista alveolar. A extensão mesiodistal da incisão horizontal foi decidida pelo número de dentes envolvidos no procedimento cirúrgico. O comprimento da incisão foi alargado até um dente e meio em qualquer direção. Isto permitiu que o retalho se movesse apicalmente a um nível de aumento desejado. Foi levantado um retalho de espessura dividida. A dissecção foi alargada na direção apical a um nível desejado. O retalho foi movido apicalmente e suturado ao periósteo com sutura reabsorvível 4-0. Foram feitas suturas periosteais interrompidas para fixar o retalho apicalmente. Foram dadas instruções pós-operatórias: Utilização de colutório de clorexidina a 0,2% durante 2 semanas e não escovar os dentes na área cirúrgica durante a 1ª semana. Três semanas após o procedimento cirúrgico, todos os locais pareciam ter cicatrizado adequadamente, sem complicações pós-operatórias[74] .

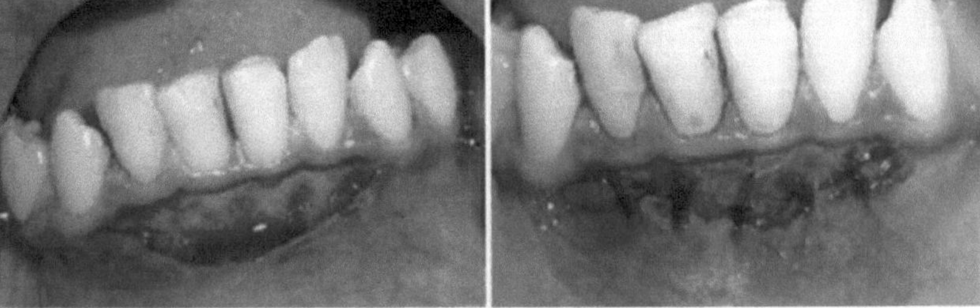

Fig. 9.10 Incisão horizontal, reflexão e deslocamento apical do retalho na técnica de retalho reposicionado apicalmente modificado.

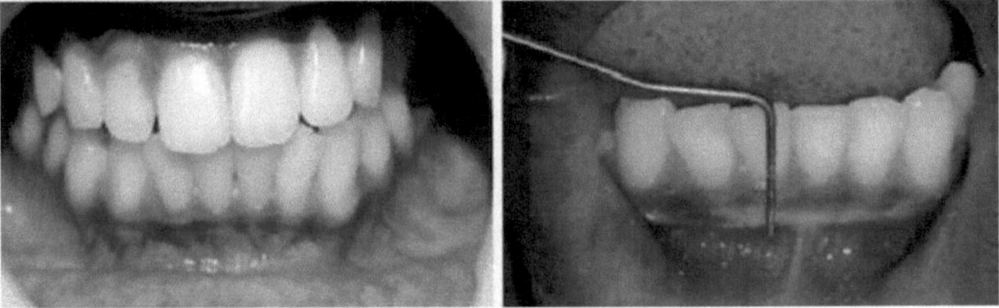

Fig 9.11 Pré-operatório

Fig 9.12 Pós-operatório.

Capítulo 6

ABA DE PONTE DESLIZANTE LATERAL DUPLA

INTRODUÇÃO

"Em 1985, Margaff propôs uma técnica de retalho em ponte para cobrir a recessão gengival. É uma combinação de retalho reposicionado coronalmente e procedimento de extensão do vestíbulo.

O conceito principal desta técnica é que um retalho de tecido mole ligado é deslizado sobre a área de recessão depois de libertar a tensão muscular na extremidade vestibular. Essencialmente, a gengiva original anexada é utilizada para a cobertura e a mucosa alveolar vestibular é empurrada para o lugar da gengiva anexada. A mucosa alveolar desnudada cicatriza por segunda intenção.

VANTAGENS

As vantagens da técnica são o facto de não exigir:

(1) Um segundo local cirúrgico, como nos procedimentos de enxerto livre de tecidos moles,

(2) procedimento de frenectomia separado.

INDICAÇÕES

(1) Múltiplas recessões gengivais.

CONTRA-INDICAÇÕES

(1) Condições em que a recessão é circunferencial com perda óssea horizontal[75]

TÉCNICA CIRÚRGICA

Após a administração de anestesia local (cloridrato de lignocaína a 2% com epinefrina 1:80.000), foi feita uma incisão no vestíbulo de 33 a 43 (Figura 10.2) no periósteo em sua base e o osso foi exposto para que ocorresse a formação de cicatriz. Este procedimento aprofunda o vestíbulo com a técnica de fenestração para aumentar a largura da gengiva aderida. O procedimento cirúrgico incluiu a técnica do retalho em ponte, introduzida por Marggraf e posteriormente modificada por Romanos. Foi levantado um retalho de espessura na direção apicocoronal através de uma incisão sulcular, ligando-o à primeira incisão, de modo a que todo o retalho em ponte pudesse ser levantado e reposicionado coronalmente para cobrir as superfícies radiculares desnudadas do 33 ao 43 (Figura 10.2). Não foram efectuadas incisões verticais. Isto forma uma ponte desde o aspeto coronal até ao vestíbulo, como se mostra na (Figura 10.2). Depois disso, o condicionamento da raiz foi efectuado com tetraciclina HCl. Em seguida, o retalho foi reposicionado coronalmente com suturas de estabilização interrompidas (Figura 10.3) e, no vestíbulo, o epitélio foi suturado com o periósteo (Figura 10.3). As suturas eram de natureza reabsorvível. Após a sutura, foi feito um curativo periodontal (Figura 10.4). O paciente recebeu alta com todas as instruções e medicamentos pós-cirúrgicos durante 5 dias para evitar a dor e o inchaço pós-operatórios.

O doente foi chamado de volta após 7 dias para remoção da sutura. O local da cirurgia foi examinado para verificar se a cicatrização decorreu sem problemas. Não se registaram complicações pós-operatórias e a cicatrização foi satisfatória, com um recobrimento radicular significativo e um ganho significativo de gengiva aderente, sendo a aderência clínica de 5 mm (Figura 10.5). A recessão pós-operatória no seguimento de 1 mês era de cerca de 1 mm. O paciente foi instruído a usar uma escova de dentes macia para controlo mecânico da placa bacteriana na área cirúrgica. O paciente foi monitorado semanalmente no pós-operatório, para garantir uma boa higiene oral na área operada. Foi prescrita manutenção periodontal de suporte aos 3 meses para manter a saúde periodontal e reavaliar a área; o acompanhamento aos 9 meses não mostrou recidiva[76] .

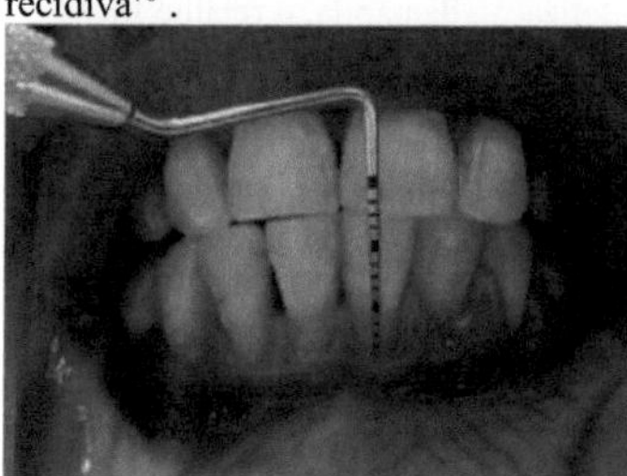

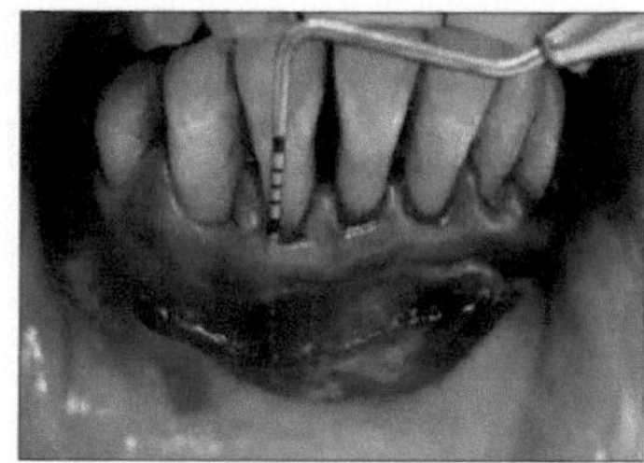

Fig. 10.1: Pré-operatórioFig 10.2: Retalho de espessura dividida (retalho em ponte

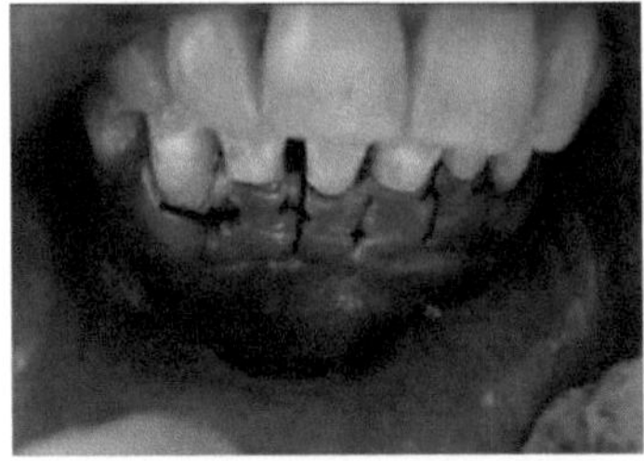

Fig. 10.3: Retalho reposicionado coronalmente e suturado

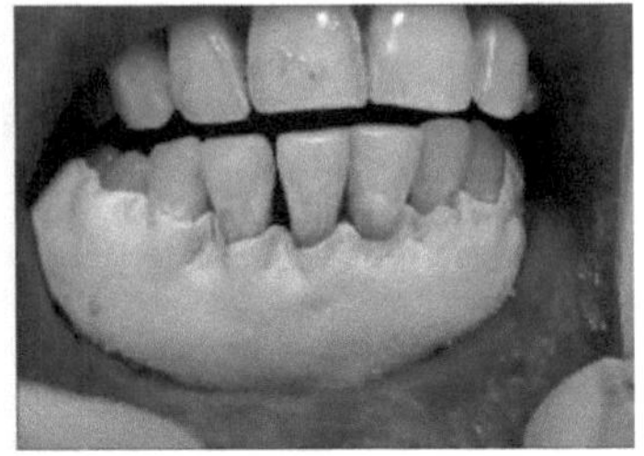

Fig. 10.4: Curativo periodontal

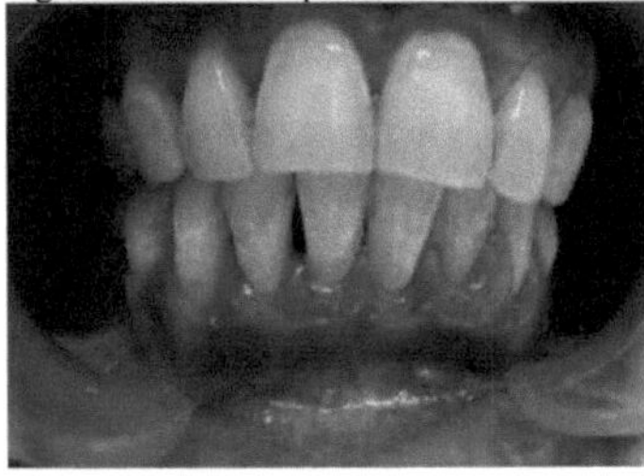

Fig 10.5: Pós-operatório

TÉCNICA DE RETALHO DE PONTE MODIFICADA

A técnica do retalho em ponte requer uma gengiva apicalmente aderida adequada à recessão. Assim, para ultrapassar esta limitação, a presente técnica modificou a técnica original do retalho em ponte para cobrir a raiz desnudada em pacientes com gengiva apicalmente aderida inadequada à recessão.

Contrariamente aos relatórios de Margaff et al. 1985, Romanos et al. 1993 e vijayalakshmi et al. 2008, todos eles sublinharam muito pouco o ganho de largura da gengiva anexa através da técnica do retalho em ponte. Este procedimento modificou a técnica original do retalho em ponte, fazendo duas incisões verticais que se estendem para além da junção mucogengival até à mucosa labial

Técnica

Esta técnica apresenta uma combinação de retalho reposicionado coronalmente e uma modificação do retalho em ponte original. Após a administração de anestesia local (cloridrato de lidocaína a 2% com epinefrina 1:80000), foram efectuadas as seguintes incisões (Fig. 2):

- Primeira incisão oblíqua efectuada ligeiramente coronal à JCE na papila distal e mesial da recessão.

Em segundo lugar, foram efectuadas duas incisões verticais a partir dos ângulos de linha dos dentes adjacentes à recessão, estendendo-se para além da junção mucogengival até à mucosa labial.

-Após a incisão sulcular, o retalho de espessura parcial foi elevado

- De seguida, foi feita uma incisão horizontal na mucosa labial para ligar duas incisões verticais e o retalho foi mobilizado coronalmente até cobrir a raiz desnudada. Após a desepitelização da papila, o retalho foi fixado com suturas individuais. O curativo periodontal foi realizado, seguido de instruções pós-operatórias. Foram prescritos antibióticos e analgésicos aos doentes. Colutório de clorexidina (0,2%) foi prescrito durante quatro semanas após a cirurgia. As suturas foram removidas após 10 dias[77] .

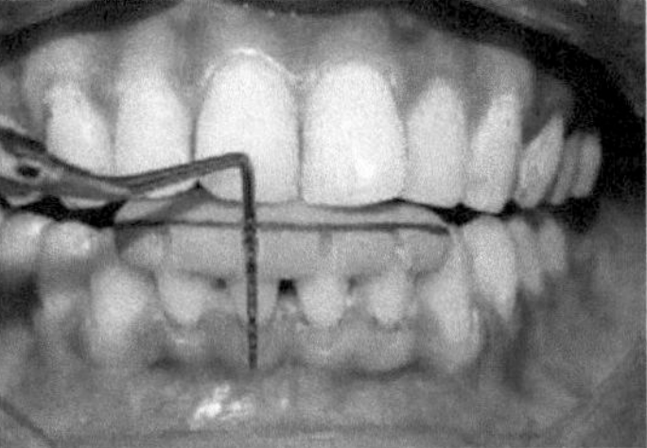

Fig. 10.6: Fotografia pré-operatória mostrando recessão nos dentes 31, 32, 41 e 42, juntamente com gengiva insuficientemente aderida.

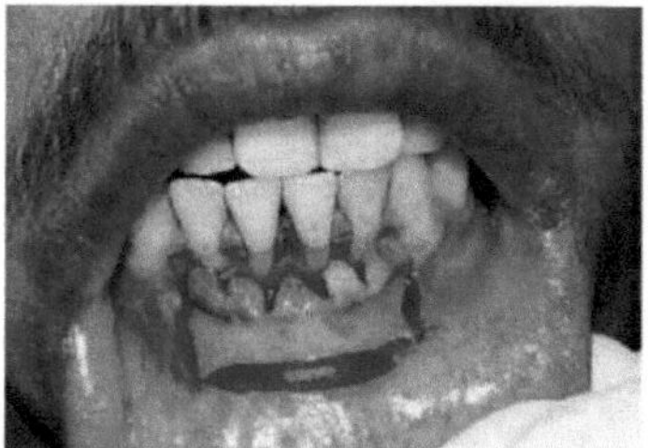

Fig. 10.7: Fotografia intra-operatória mostrando uma combinação de incisões verticais, horizontais e (sulculares) para levantar o retalho de ponte modificado.

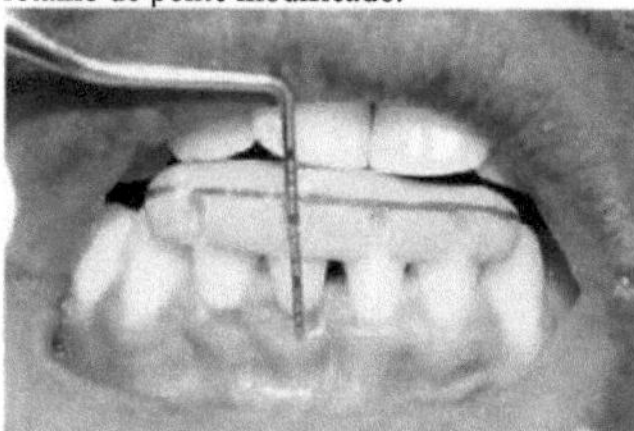

Fig. 10.8: Fotografia pós-operatória (seis meses) com aumento acentuado da largura da gengiva aderida.

TÉCNICA DA CAUDA DE BALEIA

Em 2009, Bianchi e Bassetti descreveram uma nova técnica cirúrgica - a técnica da "cauda de baleia", que foi concebida para o tratamento de defeitos intra-ósseos largos na zona estética. Esta técnica envolve a elevação de um grande retalho do lado vestibular para o lado palatino para facilitar o acesso e a visualização do defeito intraósseo e foi criada especialmente para realizar a regeneração, mantendo o tecido interdentário sobre o material de enxerto.

Técnica cirúrgica

Os pontos de incisão foram marcados (Figura 11.2), e duas incisões verticais de espessura total foram traçadas a partir da linha mucogengival até a margem distal do dente vizinho ao defeito na superfície vestibular. Uma incisão horizontal - incisão em forma de cauda de baleia uniu as margens apicais das duas primeiras incisões, e as margens coronais da incisão vertical foram continuadas intrasulcularmente nos aspectos vestibular, interproximal e palatino do dente associado ao defeito (Figura 11.3). Um retalho mucoperiosteal de espessura total foi refletido do lado vestibular para o lado palatino, após o que se procedeu à remoção completa do tecido de granulação e à destartarização e planeamento radicular (Figura 11.4). O enxerto ósseo foi colocado no defeito intraósseo (Figura 11.5), após o que o retalho foi reposicionado de palatino para vestibular (Figura 11.6). Foram colocadas suturas perimetrais de ethicon 4-0, não reabsorvíveis, sem tensão, afastadas das margens (Figura 11.7). O penso periodontal foi colocado (Figura 11.8). Foram dadas instruções pós-operatórias, e foi pedido ao paciente que usasse enxaguatório bucal com clorexidina a 0,2% 48 horas após o procedimento, por um período de 2 semanas. Os doentes foram medicados com amoxicilina (500 mg - TID durante 5 dias) e ibuprofeno (400 mg - BID durante 5 dias). Os indivíduos foram chamados de volta após 2 semanas para a remoção da sutura e foram chamados de volta após a duração de 3 meses e 6 meses[78] .

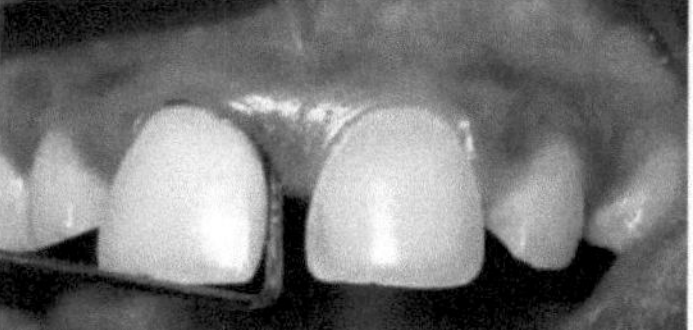

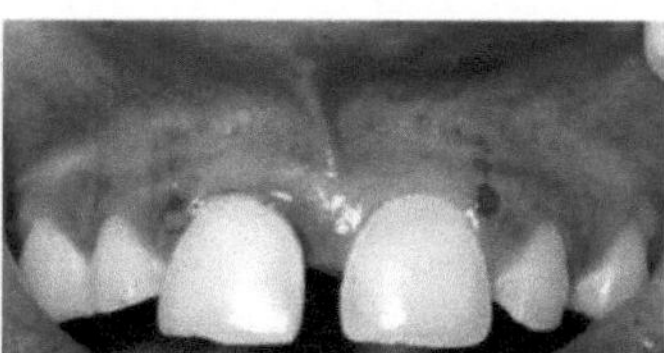

Fig. 11.1: Profundidade de sondagem pré-operatóriaFig. 11.2: Pontos de incisão marcados

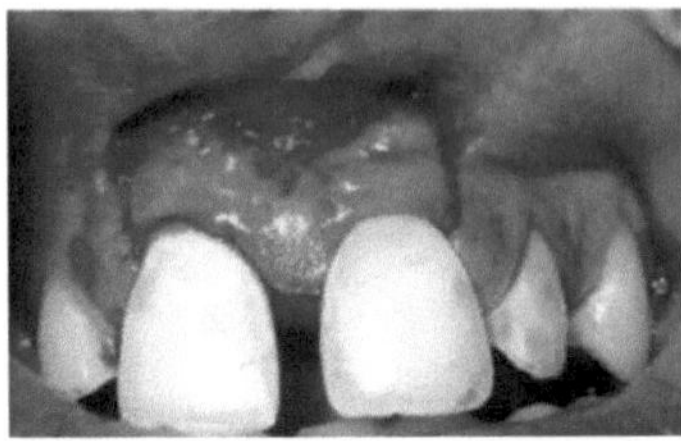

Fig11.3: Duas verticais e uma horizontal com defeito intraósseo com 11

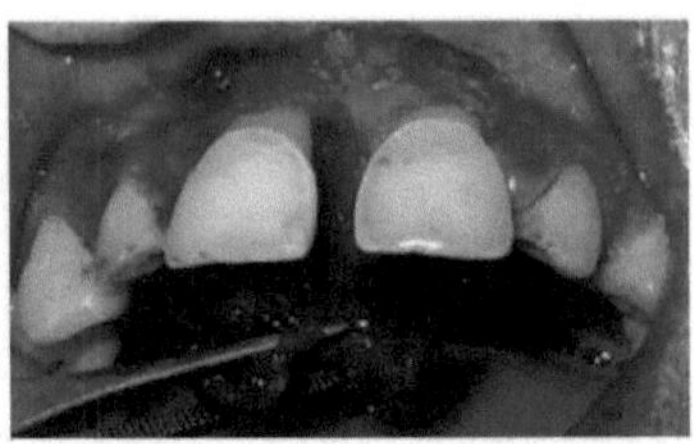

Fig11.4: Retalho refletido de vestibular para palatino em relação ao aspeto

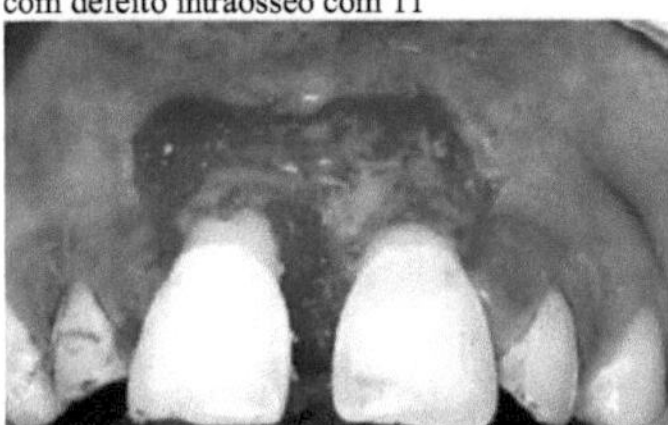

Fig. 11.5: Desbridamento efectuado e enxerto ósseo colocado.

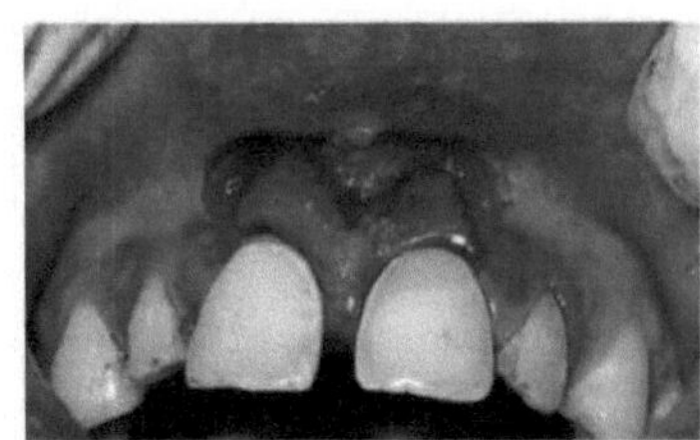

Fig. 11.6: Retalho reposicionado

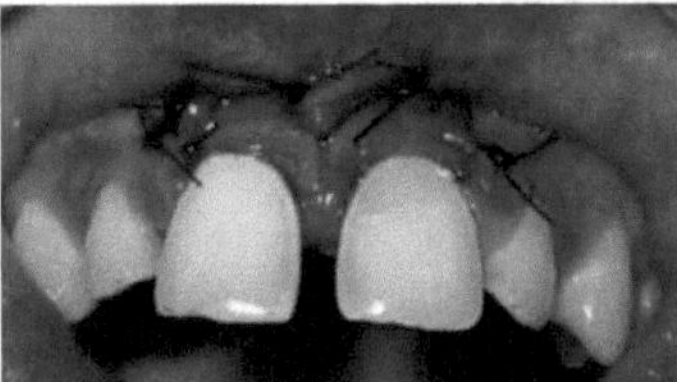

Fig. 11.7: Suturas perimetrais colocadas longe das linhas de incisão.

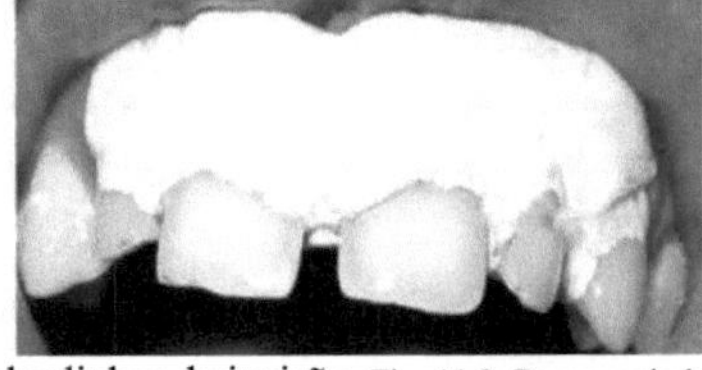

Fig. 11.8: Penso periodontal

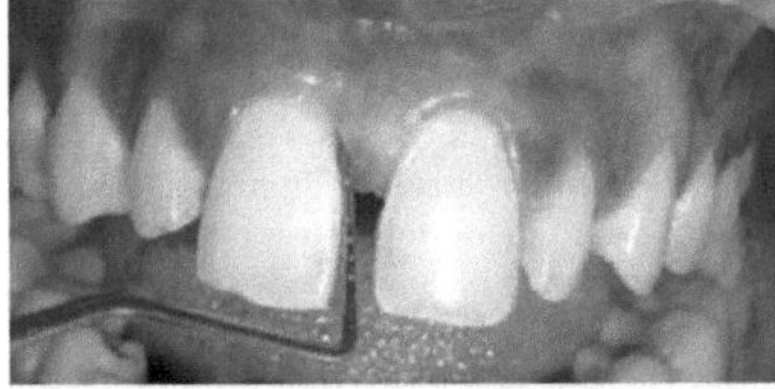

Fig11.9: Seis meses de pós-operatório - incisão na cauda da baleia colocada

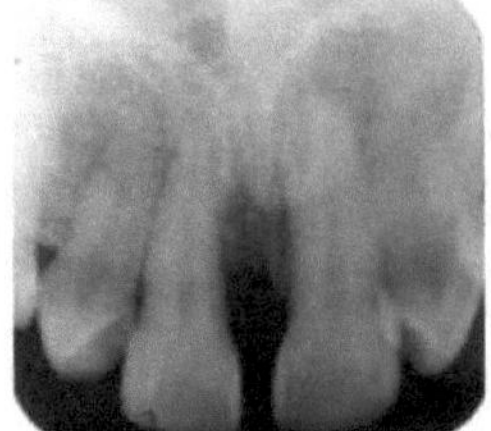

Fig. 11.10: Pós-operatório

TÉCNICA DA CAUDA DE BALEIA MODIFICADA

Na técnica original da cauda de baleia, duas incisões verticais de espessura total foram efectuadas desde a linha mucogengival até à margem distal do dente vizinho do defeito na superfície vestibular. Uma incisão horizontal uniu as margens apicais das duas primeiras incisões e as margens coronais das incisões verticais foram continuadas intrasulcularmente nos aspectos vestibular, proximal e palatino do dente associado ao defeito.

TÉCNICA CIRÚRGICA

Após anestesia adequada, foram feitas duas incisões semilunares em ambos os lados do frénulo. As extensões mediais de ambas as incisões semilunares excisaram apenas a base da ligação frenal, preservando a continuidade do retalho (Figura 11.13). As extensões distais da incisão foram continuadas como incisões intrasulculares na face vestibular, interdental e palatina dos incisivos centrais, separando o retalho da gengiva anexa vestibular e permitindo a separação de um retalho espesso e largo que preserva a papila. O retalho foi elevado da face vestibular para a face palatina, visualizando o defeito intraósseo (Figura 11.14). O defeito foi cuidadosamente curetado e aplainado. Após biomodificação radicular com cloridrato de tetraciclina, o defeito foi preenchido com um material de enxerto aloplástico contendo hidroxiapatita porosa e vidro bioativo (Figura 11.15). O retalho foi reposicionado e suturado sem tensão. Foi também efectuada uma frenotomia para deslocar a fixação frenal aberrante (Figura 11.6). A área cirúrgica foi coberta com um penso periodontal. Foram dadas instruções pós-operatórias juntamente com antimicrobianos e analgésicos adequados. As suturas foram removidas 10 dias após a cirurgia (Figura 11.7). As consultas de revisão foram realizadas com um intervalo de 1 mês para avaliar a cicatrização pós-operatória e o controlo da placa bacteriana pelo doente. Na revisão pós-operatória de 6 meses, observou-se que a área estava livre de inflamação com eliminação completa da bolsa periodontal sem qualquer recessão gengival. Isto denotou um ganho de fixação clínica de 4 mm. Era evidente uma zona mais ampla de gengiva aderida no local (Figura 11.8). A radiografia demonstrou o preenchimento completo do defeito (Figura 11.9). O paciente foi encaminhado para o Departamento de Ortodontia para o tratamento do diastema da linha média.

Na técnica modificada, foram utilizadas duas incisões semilunares abaixo da linha mucogengival na superfície vestibular, em vez de incisões horizontais e verticais distintas, o que ajudou a uma melhor aproximação das margens do retalho. A cicatrização dos tecidos moles depende de muitos factores, tais como a técnica de incisão, o desenho do retalho, a gestão dos tecidos moles durante a cirurgia, a preparação da raiz, a colaboração do doente, etc. A utilização de uma incisão afastada do defeito ósseo reduziu a possibilidade de deiscência do retalho e, por conseguinte, a colocação de suturas afastadas do defeito pode ter minimizado a possibilidade de colonização bacteriana do defeito ósseo em cicatrização. O desenho do retalho, que preservou as papilas, ajudou a obter um bom fechamento primário do material de enxerto e permitiu a preservação da vascularização do retalho bucal. Uma vez que o retalho é reposicionado sobre o defeito ósseo tratado, apenas são necessárias suturas perimetrais para estabilizar o retalho e não são necessárias suturas ao nível das papilas, o que reduziu as hipóteses de "efeito de pavimentação" dos materiais de sutura. Os procedimentos de biomodificação da raiz ajudam a estabilizar o coágulo e, assim, evitam a migração epitelial, removem a smear layer e melhoram a sua biocompatibilidade, ajudando a remover as endotoxinas bacterianas da superfície da raiz. A tetraciclina estimula a fixação e o crescimento dos fibroblastos, ao mesmo tempo que suprime a fixação das células epiteliais. A adesão do paciente e as medidas de controlo da placa bacteriana durante o período pós-operatório também são importantes para a cicatrização periodontal. A deslocação do frénulo também reduziu a possibilidade de deiscência do retalho durante a cicatrização[79] .

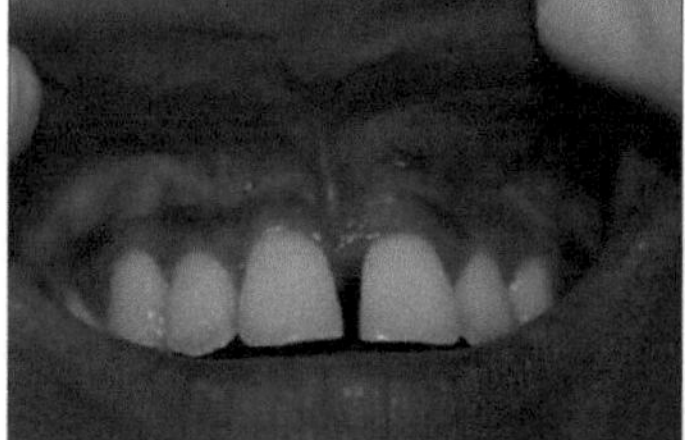

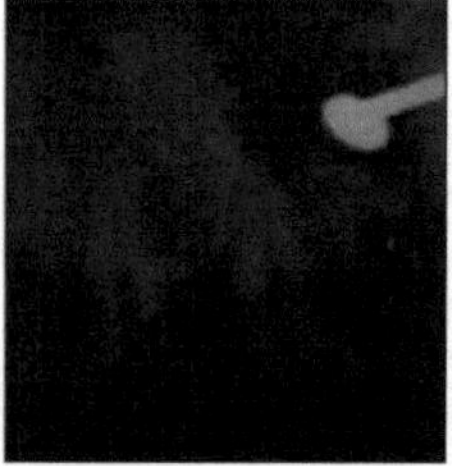

Fig. 11.11: Vista clínica pré-operatória dos dentes anteriores do maxilar

Fig. 11.12: Radiografia pré-operatória mostrando o defeito vertical em relação a 21

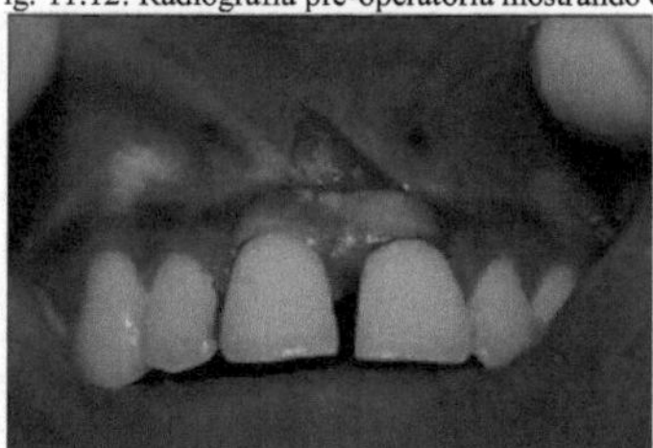

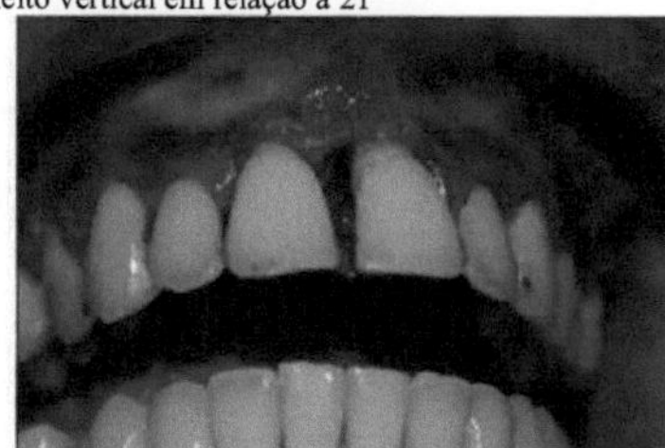

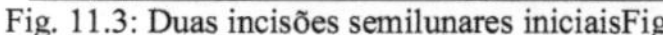

Fig. 11.3: Duas incisões semilunares iniciaisFig. 11.4: Vista intra-operatória do defeito

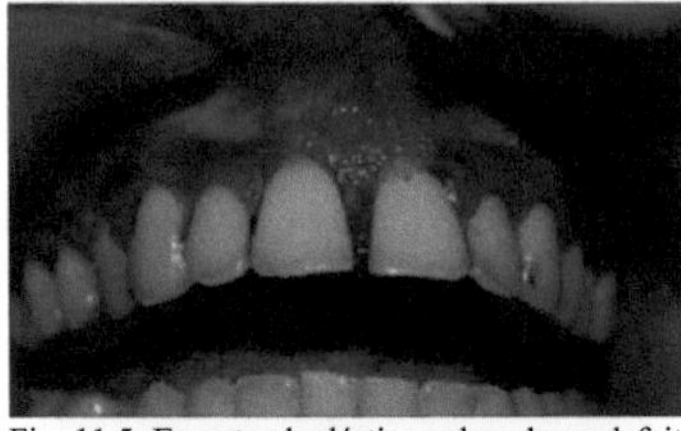

Fig. 11.5: Enxerto aloplástico colocado no defeito Fig. 11.6: Retalho suturado

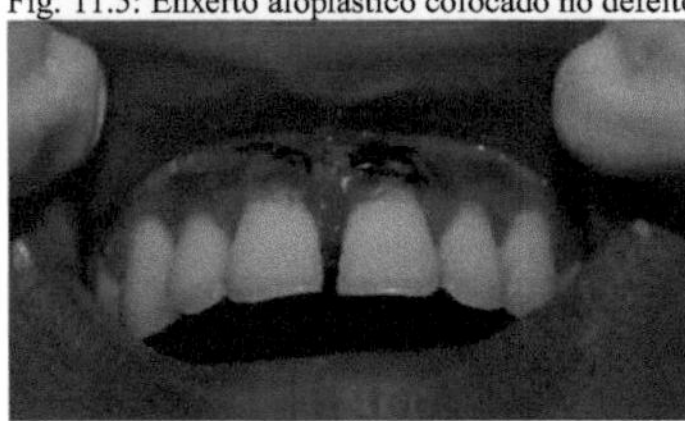

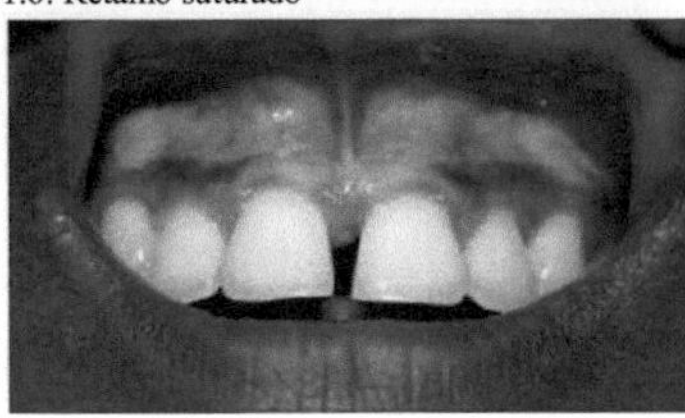

Fig. 11.7: Quadro clínico aquando da remoção da sutura

Fig. 11.8: Vista pós-operatória de seis meses

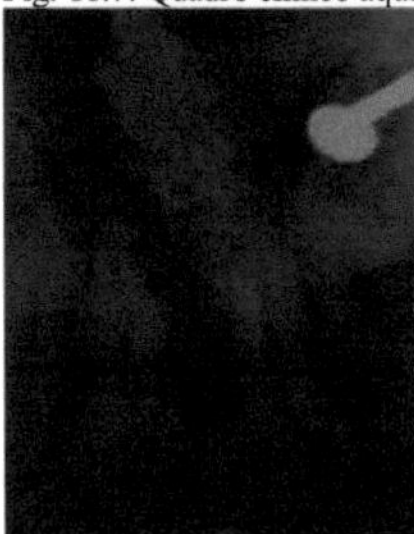

Fig. 11.9: Radiografia pós-operatória de seis meses mostrando o preenchimento ósseo do defeito.

ALONGAMENTO ESTÉTICO DA COROA

Há muitos anos que as considerações estéticas têm influenciado a gestão das doenças dentárias em diferentes graus. A consciencialização e as expectativas dos pacientes aumentaram recentemente ao ponto de uma estética inferior à ideal já não ser um resultado aceitável[80] . O alongamento da coroa clínica é um procedimento de ressecção periodontal que visa a remoção parcial dos tecidos periodontais de suporte para aumentar a exposição da estrutura dentária coronal. É um procedimento adjuvante valioso na medicina dentária restauradora que pode ser indicado por várias razões.

HISTÓRIA

O conceito de alongamento da coroa foi introduzido pela primeira vez por D.W. ***Cohen***[8] no ano de ***1962***. O procedimento de alongamento da coroa tem dois aspectos: estético e funcional. Em ambos os casos, o procedimento cirúrgico tem como objetivo restabelecer a largura biológica apicalmente, expondo mais estrutura dentária. A largura biológica é definida como a soma do epitélio juncional e da inserção do tecido conjuntivo supracrestal.[2]

Gargiulo et al.[82] (1961), medindo a junção dentogengival humana, verificaram que o espaço médio ocupado pela soma do epitélio juncional e das fibras do tecido conjuntivo supracrestal é de 2,04 mm. A violação desse espaço por restaurações que interferem com a largura biológica tem sido associada a inflamação gengival, desconforto, recessão gengival, perda óssea alveolar, formação de bolsas e afins (Parma-Benfenati et al. 1985; Tarnow et al. 1986; Tal et al. 1989).

Para obter uma restauração harmoniosa e bem-sucedida a longo prazo, Ingber et al. (1977) defenderam 3 mm de estrutura dentária supracrestal sólida entre o osso e as margens protéticas, o que permite a reforma da largura biológica mais a profundidade do sulco. Isso pode ser alcançado cirurgicamente (alongamento da coroa) ou ortodonticamente (erupção forçada) ou por uma combinação de ambos (Ingber 1976; Pontoriero et al. 1987; De Waal e Castellucci 1994).

INDICAÇÕES

As indicações para o alongamento da coroa são:

- Estética
- Sorriso de goma.
- Para deslocar as margens das restaurações que estão a interferir com a largura biológica.
- Dentes curtos
- Contorno gengival irregular
- Necessidades de restauração
- Para aumentar a altura da coroa clínica perdida devido a cáries, fratura ou desgaste
- Para aceder a cáries subgengivais
- Para produzir uma "virola" para restauro
- Para aceder a uma perfuração no terço coronal da raiz

CONTRA-INDICAÇÕES E FACTORES LIMITANTES

- Rácio coroa/raiz inadequado
- Não restaurabilidade de cáries ou fratura radicular
- Compromisso estético
- Furca alta
- Previsibilidade inadequada
- Inadequação da relação da arcada dentária
- Comprometer o periodonto ou a estética adjacentes
- Espaço de restauração insuficiente
- Sem capacidade de manutenção

Classificação do alongamento estético da coroa:

Ernesto propôs a seguinte classificação

CLASSIFICAÇÃO	CARACTERÍSTICAS	VANTAGENS	DESVANTAGENS
TIPO I	Um tecido mole suficiente permite a exposição gengival do dente sem exposição da crista alveolar e sem violação da largura biológica.	Pode ser efectuada pelo dentista restaurador. Podem ser colocadas restaurações provisórias com o comprimento pretendido imediatamente	
TIPO II	Um tecido mole suficiente permite a excisão gengival sem exposição da crista alveolar, mas violando a largura biológica.	Permite o escalonamento dos procedimentos de gengivectomia e de contorno ósseo. As restaurações provisórias do comprimento desejado podem ser colocadas imediatamente	Necessita de osso contorno. maio requerem um encaminhamento cirúrgico.

TIPO III	A excisão gengival até ao comprimento da coroa clínica pretendida irá expor a crista alveolar.	Estadiamento dos procedimentos e sequência de tratamento alternativa pode minimizar exposição das estruturas subgengivais expostas. As restaurações provisórias do comprimento desejado podem ser colocadas na gengivectomia de segunda fase	Requer um contorno ósseo. maio requerem um tratamento cirúrgico referência.limitada flexibilidade.
TIPO IV	A excisão gengival resultará numa faixa inadequada de gengiva aderente		Opções cirúrgicas limitadas. Sem flexibilidade. Uma abordagem faseada não é vantajosa. Pode exigir um encaminhamento cirúrgico.

Conceito de largura biológica

O conceito de largura biológica foi originado pela pesquisa conduzida por Gargiulo, Wentz e Orban, onde a distância entre a extremidade apical do sulco gengival e a crista do osso alveolar foi medida em vários espécimes de cadáveres.6,7 Em áreas que apresentam saúde periodontal, essa distância, agora considerada como largura biológica, foi relatada como sendo em média de 2,04 mm, onde aproximadamente 0,97 mm é ocupado pelo epitélio juncional e 1,07 mm é ocupado pela fixação do tecido conjuntivo à superfície radicular. Foi demonstrado que a largura biológica é de aproximadamente 2 mm em 85% da população. Em cerca de 13% da população, a distância excede os 2 mm, enquanto a mesma distância é inferior a 2 mm em 2% dos indivíduos examinados.8 A localização fisiológica da largura biológica pode variar com a idade, a migração do dente devido à perda da integridade da arcada ou da oclusão, ou o tratamento ortodôntico. (Figura 12).

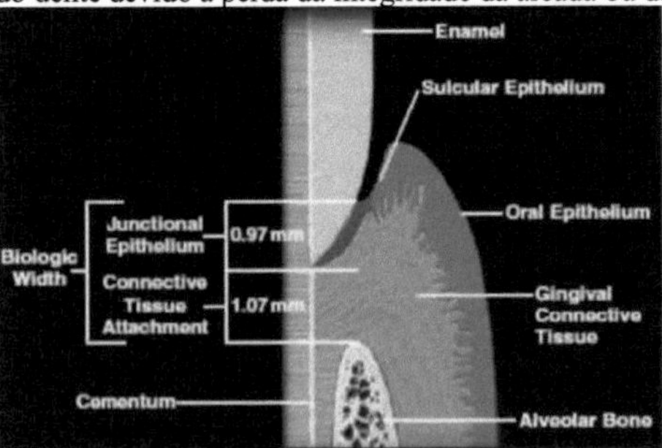

Fig 12 Largura biológica

A violação da largura biológica é uma ocorrência comum na prática da dentisteria de restauração.

Uma situação clínica familiar em que a largura biológica pode ser violada é a colocação de uma restauração subgengival profunda. A necessidade de estabelecer uma margem de restauração subgengival pode ser ditada por cáries, fratura dentária, reabsorção radicular externa, ou a necessidade de aumentar a altura axial de uma preparação dentária para fins de retenção. Se a margem apical do preparo restaurador for colocada dentro da largura biológica (ou seja, muito perto do osso), é provável que se desenvolva uma zona de inflamação crónica9 (Figura 4). Uma das teorias propostas é que não existe espaço suficiente para o desenvolvimento de um epitélio juncional de comprimento "normal"; o epitélio juncional é curto, fraco e não exerce um efeito de selamento eficaz da unidade dentogengival. Além disso, a área é facilmente danificada por práticas mecânicas de higiene oral e a inflamação crónica persiste ou é facilmente induzida. Outros acreditam que uma margem de restauração subgengival colocada profundamente, perto da crista óssea alveolar, prejudica o controlo adequado da placa bacteriana, promovendo alterações inflamatórias que não conduzem a um ambiente periodontal saudável[83] .

Som dos ossos

O nível da crista alveolar deve ser determinado antes de quaisquer considerações relativas ao alongamento estético da coroa. O grau de alongamento da coroa clínica em relação à posição do osso alveolar determinará a viabilidade, os aspectos cirúrgicos e a sequência do tratamento.

A sondagem óssea é utilizada para determinar a espessura da camada de tecido mole e a proximidade do osso alveolar durante as fases de planeamento de vários procedimentos cirúrgicos. Após a administração de um anestésico local, é utilizado um instrumento de medição para perfurar e penetrar na mucosa até entrar em contacto com o osso subjacente. Durante esta avaliação periodontal, a sondagem óssea ajuda a determinar o nível da crista alveolar e, por conseguinte, a necessidade de contorno ósseo.

Especificamente aplicada ao alongamento estético da coroa, a sondagem óssea é efectuada numa tentativa de determinar a localização da crista alveolar, principalmente no aspeto vestibular, mas incluindo também as áreas proximais. Para este efeito, uma sonda periodontal é inserida no sulco e forçada a penetrar transgengivalmente até entrar em contacto com a crista alveolar, perfurando o epitélio juncional e o tecido conjuntivo gengival no processo. Um instrumento ainda mais afiado, como um explorador endodôntico ou curvo, pode ser utilizado em situações em que a posição da crista óssea não é facilmente identificável. A acuidade da perceção digital relacionada com a posição real da crista alveolar varia consoante o biótipo periodontal e as características específicas do local, incluindo a recessão, a anatomia da raiz e a morfologia do dente. As condições que favorecem a presença de uma placa óssea mais espessa (por exemplo, com periodonto espesso e plano) resultarão numa avaliação mais precisa da posição da crista alveolar através da sondagem óssea. Em alternativa, cenários associados a deiscência óssea ou a uma placa óssea labial fina podem dificultar a identificação da crista alveolar. Isto, em retrospetiva, pode ter menos consequências, uma vez que as placas labiais finas ou deiscentes têm maior probabilidade de reabsorção no pós-operatório[84] .

Opções de tratamento para procedimentos de alongamento da coroa[56,85,86]

Cirúrgico

Uma gengivectomia

- □ Convencional (bisturi ou faca de Kirkland)
- □ Laser
- □ Electrocauterização

B Gengivectomia com bisel interno com ou sem ostectomia (também designada por cirurgia de retalho com ou sem cirurgia óssea)

C Posicionamento apical do retalho com ou sem ostectomia

Combinado (CIRÚRGICO E NÃO CIRÚRGICO) - Tratamento ortodôntico

Capítulo 7

RECONSTRUÇÃO DA PAPILA INTERDENTÁRIA

INTRODUÇÃO

A papila interdentária é a porção gengival que ocupa o espaço entre dois dentes adjacentes. Não só actua como uma barreira biológica na proteção das estruturas periodontais, como também desempenha um papel fundamental na estética[87] . A ausência ou perda da papila interdentária (resultando nos chamados "triângulos negros") é um dos aspectos mais preocupantes no processo de tomada de decisão dos clínicos e na obtenção da aceitação do paciente. A condição pode criar deficiências estéticas, problemas fonéticos e impactação de alimentos. (Tarnow et al) ,[8889] .

Anatomia e morfologia papilar

O espaço interdentário é o espaço físico presente entre dois dentes adjacentes e a sua forma e volume são determinados pela morfologia dos dentes. A papila interdentária (PID) representa o tecido gengival que preenche este espaço e é formada por tecido conjuntivo denso coberto por epitélio oral, podendo ser influenciada pela altura do osso alveolar, distância entre os dentes e ponto de contacto interdentário[4] . Na zona dos incisivos, a papila interdentária é estreita e tem uma forma piramidal com a sua ponta logo abaixo do ponto de contacto. Na região posterior, é mais larga e com uma área côncava em forma de crista denominada col. Esta crista, que determina a posição e a extensão do ponto de contacto dos dentes adjacentes, é não-queratinizada ou paraqueratinizada e coberta por epitélio escamoso estratificado.

O ponto de contacto nos incisivos centrais superiores localiza-se no terço incisal da face vestibular, entre os incisivos centrais; o ponto de contacto no incisivo lateral superior localiza-se no meio deste dente e entre o incisivo lateral e o canino no terço apical[7] . Isto significa que a papila mais visível, localizada nos incisivos centrais superiores, é preenchida com mais espaço do que as outras, e a sua falta causa grandes problemas estéticos. É, portanto, mais difícil de ser reconstruída.

Factores etiológicos da ausência de papila

A etiologia da ausência de papila é multifatorial (Figura 13.1). As causas incluem alterações na papila durante o alinhamento ortodôntico, perda do ligamento periodontal resultando em recessão, perda da altura do osso alveolar em relação ao contacto interproximal, comprimento da área do nicho, ângulo da raiz e posicionamento do contacto interproximal e coroas em forma de triângulo.

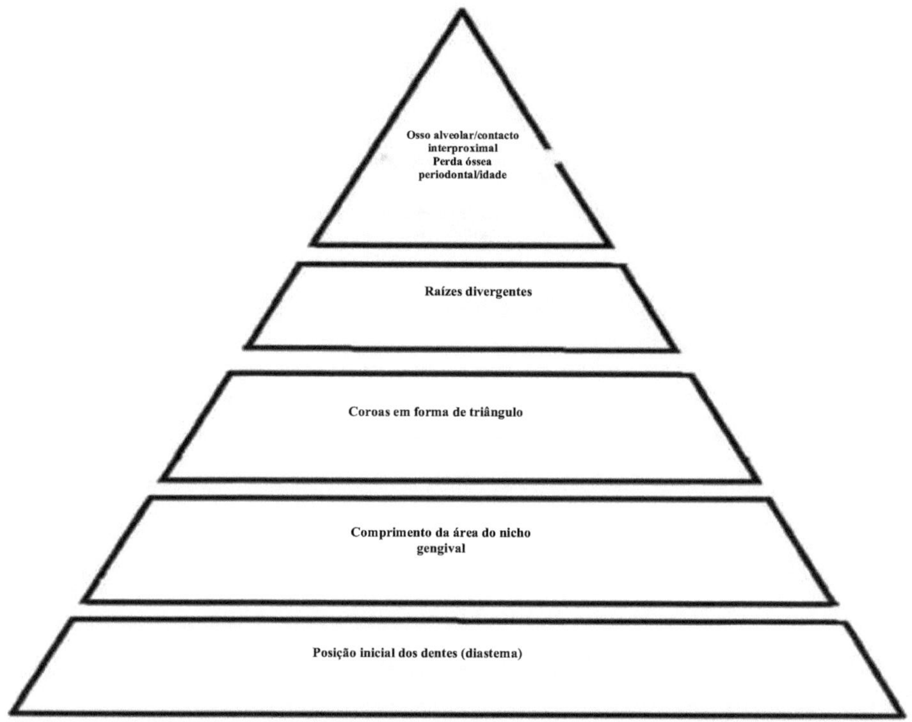

Figura 13.1 - Pirâmide etiológica do espaço negro gengival

A doença periodontal tem sido associada à perda da papila interdentária devido à perda de osso alveolar. Para além da doença periodontal, outros factores, como a suscetibilidade do hospedeiro, estão envolvidos no espaço negro gengival. A distância de 5 mm entre a crista alveolar e o ponto de contacto é considerada periodontalmente saudável. No entanto, as bolsas com uma profundidade de sondagem superior a 3 mm conduzem a um aumento da retenção de placa, inflamação e recessão. Na doença periodontal, a perda óssea alveolar aumenta a distância entre o ponto de contacto e a crista alveolar, resultando num espaço negro.

No estudo de Wu et al. foi demonstrado que a distância de 5, 6 e 7 mm resultou num espaço negro gengival de 2,44% e 73% dos casos, respetivamente. Isto indica que se a distância da crista alveolar ao ponto de contacto for igual ou inferior a 5 mm, a papila estará presente em quase 100% dos casos. Se a distância for maior que 7 mm, haverá papila na maioria dos casos. A 6 mm, a papila está presente em cerca de metade dos casos. Um aumento de 1 mm na distância entre o osso alveolar e o contacto interproximal aumenta a probabilidade de um espaço negro gengival de 78% para 97%. Regra geral, a distância entre 5 e 6 mm é a mais crítica e determina a presença ou ausência de espaço no espaço gengival.

Atualmente, o estudo de Chen et al. demonstrou que a presença de papila está significativamente relacionada à distância do ponto de contato à crista óssea, ou seja, quanto menor essa distância, menor a distância entre dois dentes adjacentes; quanto menor a área do nicho gengival, maior a probabilidade de presença de papila interdental. Os autores relataram que a papila interdental está mais presente em dentes de formato retangular. Segundo esses mesmos autores, a perda da altura óssea pode ser o fator crucial para a perda da papila interdental. No entanto, não é claro se a mudança de posição do ponto de contacto para reduzir a distância entre o ponto de contacto e a crista óssea ajudaria a recuperar a papila interdentária.

O trauma da escovagem também pode causar espaços negros gengivais. Se a perda de altura da papila for causada por trauma durante a escovagem, a limpeza agressiva do tecido interproximal deve ser interrompida para que o tecido possa ser recuperado.

A presença de espaços negros gengivais também pode estar relacionada com a idade. Os estudos de Ko-Kimura et al mostraram que os pacientes com mais de 20 anos têm maior probabilidade de apresentar espaços negros gengivais do que os pacientes com menos de 20 anos. Os espaços gengivais foram encontrados em 67% da população com mais de 20 anos; na população com menos de 20 anos, a percentagem atingiu 18%. Este facto deve-se ao adelgaçamento do epitélio oral, à diminuição da queratinização e à redução da altura da papila em resultado da idade[90] .

Classificação da perda da papila interdental

Uma classificação para a perda de altura da papila foi proposta por Nordland e Tarnow[91] .

Esta classificação baseia-se em três pontos de referência anatómicos:

ponto de contacto interdentário, extensão apical facial da JCE e extensão coronal interproximal da JCE.

Foram identificadas quatro classes:

• Normal: A papila interdentária preenche o espaço até à extensão apical do ponto/área de contacto interdentário.

-Classe I: A ponta da papila interdentária situa-se entre o ponto de contacto interdentário e a extensão mais coronal da JCE interproximal.

• Classe II: A extremidade da papila interdentária situa-se na ou apicalmente à junta CE interproximal, mas coronal à extensão apical da junta CE facial.

Classe III: A ponta da papila interdental encontra-se ao nível ou apicalmente à JCE facial.

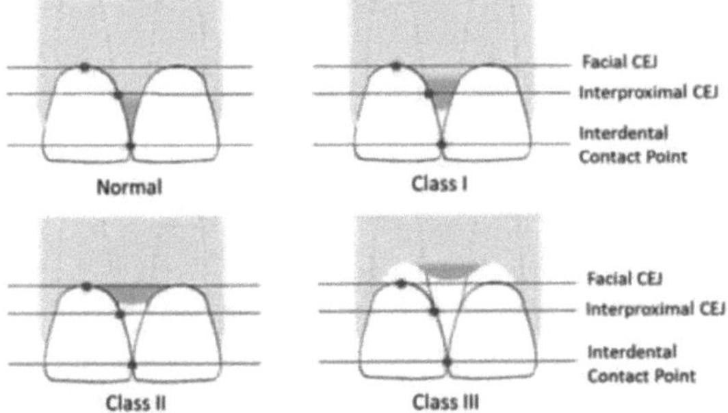

Figura 13.2: Classificação por Nordland e Tarnow

ÍNDICE DE PAPILA (PI):

Em 1997, Jemt[92] publicou uma classificação da perda de papila interdentária, a chamada "pontuação do índice de papila" (PIS), com cinco graus (0-4), destinada principalmente a coroas de implantes e dentes naturais adjacentes. O índice discrimina três linhas de referência para a medição das papilas. Grau 0: PIS 0-Ausência completa da papila interdentária (triângulo preto grande) Grau 1: Falta mais de metade da papila.

Grau 2: Pelo menos metade ou mais da papila está presente.

Grau 3: Contorno ótimo dos tecidos moles, a papila preenche todo o espaço interdentário.

Grau 4: papilas hiperplásicas e inflamadas, contornos irregulares dos tecidos moles.

Foram utilizadas várias técnicas cirúrgicas e não cirúrgicas para tratar e restaurar a PDI em falta. Se a perda da papila estiver relacionada apenas com danos nos tecidos moles, as técnicas reconstrutivas são capazes de a restaurar completamente. Se a perda da PDI for devida a doença periodontal grave, com reabsorção óssea interproximal, a reconstrução completa geralmente não é alcançada[93] .

As abordagens não cirúrgicas utilizadas são:

- Correção de procedimentos traumáticos de higiene oral
- Correcções de restauração/próteses
- Abordagem ortodôntica
- Curetagem repetida da papila.

As abordagens cirúrgicas incluem

- Reconstrução de papilas
- Preservação da papila
- Reconstrução da papila

Reconstrução de papilas

Na presença de aumento gengival, o excesso de tecido deve ser eliminado para remodelar a arquitetura do tecido mole.

Preservação da papila

Foram relatadas abordagens cirúrgicas específicas para evitar ou reduzir uma deslocação apical excessiva da margem gengival no tratamento de defeitos periodontais. Takei et al[94] propõem uma nova abordagem

cirúrgica denominada técnica de preservação da papila.
Para otimizar os resultados clínicos em termos de fixação/ganhos ósseos e preservação dos tecidos moles, Cortellini et al[95] publicaram uma modificação da técnica de Takei et al como uma nova abordagem para procedimentos regenerativos interproximais (a técnica de preservação da papila modificada)
Reconstrução da papila
Após a eliminação da inflamação, foram propostas técnicas específicas para reconstruir os tecidos interdentários.

TÉCNICAS CIRÚRGICAS

Beagle (1992)[96] descreveu um procedimento de enxerto pedicular utilizando os tecidos moles palatinos da área interdental.

TÉCNICA:
Um retalho de espessura dividida é dissecado no aspeto palatino da área interdental. O retalho é elevado labialmente, dobrado e suturado para criar a nova papila na parte facial da área interdental. É aplicado um penso periodontal apenas no aspeto palatino, de modo a suportar a papila.

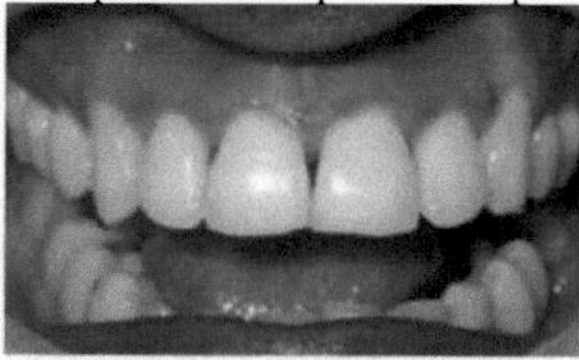

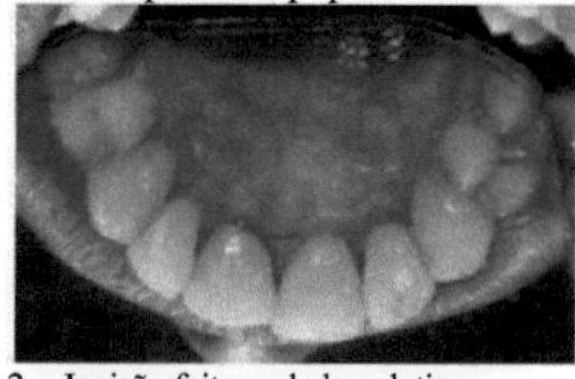

Fig 1: Fotografia pré-operatóriaFig 2: - Incisão feita no lado palatino

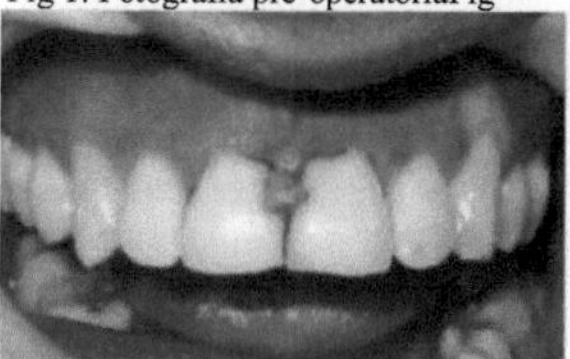

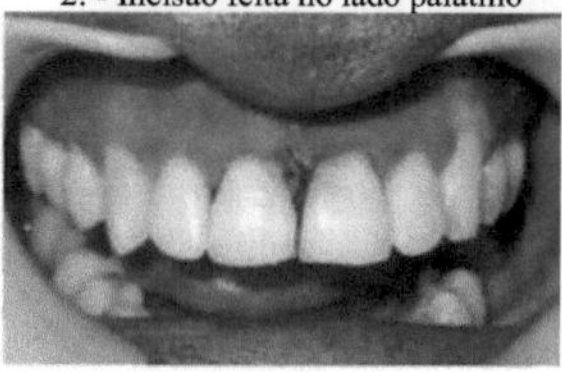

Fig 4: Papila reflectidaFig 5: Sutura efectuada

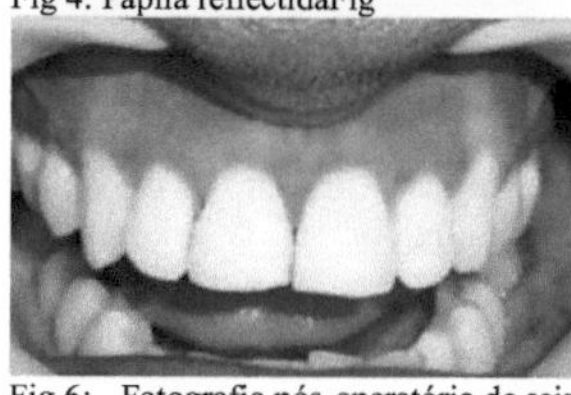

Fig 6: - Fotografia pós-operatória de seis meses[97]

Han e Takei (1996)[98] propuseram uma abordagem para a reconstrução da papila ("Semi-lunar coronally repositioned papilla") baseada na utilização de um enxerto de tecido conjuntivo livre.

TÉCNICA:
É efectuada uma incisão semi-lunar na mucosa alveolar facial para a área interdentária e é realizada uma preparação tipo bolsa na área interdentária. São efectuadas incisões intra-sulculares à volta das metades mesial e distal dos dois dentes adjacentes para libertar o tecido conjuntivo das superfícies radiculares e permitir uma deslocação coronal da unidade gengivo-papilar. Um enxerto de tecido conjuntivo, retirado do palato, é colocado na bolsa para suportar o tecido interdentário posicionado coronalmente.

Azzi et al (1998)[99] descreveram uma técnica na qual um retalho do tipo envelope foi preparado para a cobertura de um enxerto de tecido conjuntivo.

TÉCNICA:
É efectuada uma incisão intrasulcular nas superfícies dentárias que se encontram de frente para a área interdentária a ser reconstruída. Subsequentemente, é efectuada uma incisão ao longo do aspeto facial da área interdentária e é elevado um retalho de espessura dividida do tipo envelope no local proximal, bem como apicalmente a um nível para além da linha mucogengival. É colhido um enxerto de tecido conjuntivo da área da tuberosidade, cortado com o tamanho e a forma adequados e colocado sob os retalhos na área da papila interdentária. Os retalhos são unidos e suturados com o enxerto de tecido conjuntivo por baixo.

DESPIGMENTAÇÃO GENGIVAL

A cor da gengiva depende de vários factores: número e tamanho dos vasos sanguíneos, espessura do epitélio, nível de queratinização, quantidade de pigmentos.[100] A cor fisiológica normal atribuída à gengiva é rosa coral ou rosa salmão, com variações fisiológicas de pigmentação de melanina. A pigmentação melânica da gengiva é comum em indivíduos de pele escura.[101]

A pigmentação oral ocorre em todas as raças do homem. Não se registaram diferenças significativas na pigmentação oral entre homens e mulheres. A intensidade e distribuição da pigmentação racial da mucosa oral é variável, não só entre raças, mas também entre diferentes indivíduos da mesma raça e dentro de diferentes áreas da mesma boca. A pigmentação fisiológica é provavelmente determinada geneticamente, mas, como sugeriu Dummett, o grau de pigmentação está parcialmente relacionado com a estimulação mecânica, química e física.

A gengiva é o tecido intra-oral mais frequentemente pigmentado. Microscopicamente, os melanoblastos estão normalmente presentes nas camadas basais da lâmina própria. A localização mais comum foi a gengiva anexa (27,5%), seguida, em ordem decrescente, da gengiva papilar, da gengiva marginal e da mucosa alveolar. A maior taxa de pigmentação gengival é observada na área dos incisivos.

A pigmentação clínica da gengiva por melanina não representa um problema médico, embora as queixas de gengivas negras possam causar problemas estéticos e embaraço, particularmente se a pigmentação for visível durante a fala e o sorriso.[14,15] A despigmentação gengival é um procedimento cirúrgico plástico periodontal em que a hiperpigmentação gengival é removida ou reduzida através de várias técnicas. A primeira indicação para a despigmentação é a procura de uma estética melhorada por parte do paciente.[102]

CLASSIFICAÇÃO:-

As lesões pigmentadas da cavidade oral são de origem múltipla. Atualmente, são utilizadas diferentes classificações. Alguns investigadores dividem as lesões em dois grupos principais: lesões endógenas ou exógenas. Peeran et al (2014) propuseram uma nova classificação melhorada para a pigmentação gengival e as lesões pigmentadas. Os autores concluíram que, devido à clareza e simplicidade do índice proposto, esta classificação pode ser aplicada mesmo por profissionais ingénuos. A implementação alargada desta classificação e deste índice pode facilitar a comparação da PG em todo o mundo e ajudar na gestão estética de tais apresentações. A classificação é a seguinte:

CLASSE CRITÉRIOS DE CLASSIFICAÇÃO

I Gengiva de cor rosa coral/rosa salmão

II Manchas/áreas localizadas/isoladas de pigmentação de melanina gengival que não envolvem as três partes da gengiva, ou seja, a gengiva aderente, a gengiva livre e a gengiva papilar

- □ Pigmentação ligeira a moderada
- □ Pigmentação severa/intensa

III Unidades localizadas/isoladas de pigmentação de melanina que envolvem as três partes da gengiva, ou seja, a gengiva anexa, a gengiva livre e a gengiva papilar

- □ Pigmentação ligeira a moderada
- □ Pigmentação severa/intensa

IV Pigmentação difusa generalizada que envolve as três partes da gengiva, ou seja, a gengiva anexa, a gengiva livre e a gengiva papilar.

- □ Pigmentação ligeira a moderada
- □ Pigmentação severa/intensa

V Pigmentação associada ao tabaco, como a melanose do fumador e o tabaco de mascar

VI Pigmentação gengival devida a pigmentos exógenos, por exemplo: tatuagens de amálgama, tatuagens gengivais culturais, bebidas, corantes alimentares, mastigação habitual de noz de bétele/khat, linha de chumbo-burtoniana, mercúrio, prata, arsénico, bismuto, grafite, outros corpos estranhos, medicamentos tópicos, idiopática.

VII Pigmentação gengival devida a pigmentos endógenos como a bilirrubina, produtos de degradação do sangue, equimoses, petéquias, hemocromatose, hemossiderina.

VIII Pigmentação gengival induzida por fármacos como ACTH, medicamentos antimaláricos, agentes quimioterapêuticos busulfan e doxorrubicina, minociclina, contraceptivos orais, fenotiazinas.

IX Pigmentação gengival associada a doenças sistémicas e síndromes como a doença de Addison, síndrome de Albright, melanose basilar com incontinência, beta-talassemia;

Lesões mucocutâneas cicatrizadas-Lichen planus, Pênfigo, Penfigoide; Telangiectasia hemorrágica hereditária; Melanose associada ao VIH, Neurofibromatose, Peutz Jeghers e outras síndromes de hamartoma familiar, Granuloma piogénico/Epúlide granulomatosa.

X Lesões pigmentadas benignas e malignas que envolvem a gengiva como angiossarcoma, hemangioma,

sarcoma de Kaposi, melanoma maligno, nevo melanocítico, mácula pigmentada.
GESTÃO
Roshna T et al (2005) enumeraram as técnicas utilizadas para a despigmentação gengival

I. Métodos destinados a remover a camada de pigmento

A. Métodos cirúrgicos de despigmentação

a. Técnica cirúrgica do bisturi.
b. Criocirurgia.
c. Eletrocirurgia.
d. Lasers.
   > Lasers de neodímio: Alumínio-Ytrio-Garnet (Nd:YAG).
   > Lasers de érbio:YAG (Er:YAG)
   > Lasers de dióxido de carbono (CO2).

B. Métodos químicos de despigmentação com produtos químicos cáusticos:- este método não é utilizado atualmente.

II. Métodos destinados a mascarar a gengiva pigmentada com enxertos das áreas menos pigmentadas.

A. Enxertos gengivais livres
B. Aloenxertos de matriz dérmica acelular.

A seleção de uma técnica deve basear-se na experiência clínica e nas preferências do doente.[103]

A. MÉTODOS CIRÚRGICOS DE DESPIGMENTAÇÃO

a. Técnica do bisturi (Método de decapagem cirúrgica..:

Foi uma das primeiras técnicas descritas para a despigmentação gengival e ainda goza do estatuto de ser a modalidade de tratamento mais popular. Esta técnica foi ilustrada pela primeira vez por Dummet e Bolden em 1963. Esta técnica é contra-indicada em áreas gengivais finas, uma vez que a remoção do epitélio gengival pigmentado pode levar à recessão gengival. Nesta técnica, após a obtenção de anestesia local adequada, o epitélio gengival pigmentado, juntamente com uma camada do tecido conjuntivo subjacente, é removido cirurgicamente através da divisão do epitélio com as lâminas B.P. n.º 15 e 11. Tem-se o cuidado de não deixar quaisquer restos pigmentados sobre a área desnudada. Depois de uma hemostase adequada, é necessário um penso periodontal. A cicatrização é geralmente sem intercorrências e a cicatrização epitelial completa é alcançada em 7 a 14 dias.

A técnica cirúrgica do bisturi é altamente recomendada, tendo em conta as limitações de equipamento nos países em desenvolvimento. É simples, fácil de executar, económica e, acima de tudo, com o mínimo de desconforto e esteticamente aceitável para o doente.

Método de abrasão por broca.

O primeiro caso documentado utilizando esta técnica foi relatado por Ginwalla et al em 1966. É uma técnica relativamente simples e versátil e requer um mínimo de tempo e esforço. A técnica envolve a desepitelização de áreas pigmentadas da gengiva utilizando instrumentos rotativos de alta velocidade após anestesia local adequada. É utilizada uma broca cirúrgica grande (redonda e reta ou cónica) com irrigação abundante de soro fisiológico. A aplicação de pressão deve ser mínima e recomendam-se movimentos de escovagem ligeiros sem manter a broca no mesmo sítio. É necessário um grande cuidado para evitar que a superfície gengival seja excessivamente cortada ou que seja removido tecido excessivo devido à alta velocidade.

A rudeza do procedimento e a ausência de salpicos e aerossóis impedem que este procedimento seja o preferido dos periodontistas.

b. Criocirurgia.

A criocirurgia oral é um método controlado, mas revela uma destruição não selectiva dos tecidos superficiais. A maioria dos tecidos vitais congela a aproximadamente -2°C e a temperatura ultrabaixa (abaixo de 20°C) resulta na morte total por congelamento do citoplasma, levando à desnaturação das proteínas e à morte celular. A primeira despigmentação criocirúrgica foi documentada por Tal et al em 1987.

Mecanismo de ação

O azoto líquido, a -196°C (-320,8°F), é o criogénio mais eficaz para utilização clínica. As temperaturas de -25°C a -50°C (13°F a -58°F) podem ser atingidas em 30 segundos se for aplicada uma quantidade suficiente de azoto líquido por pulverização ou por sonda. Os danos irreversíveis nos tecidos tratados ocorrem devido à formação de gelo intracelular. O grau de danos depende da velocidade de arrefecimento e da temperatura mínima atingida. A inflamação desenvolve-se durante as primeiras 24 horas após o tratamento, contribuindo ainda mais para a destruição da lesão através de mecanismos imunologicamente mediados. Os tempos de descongelamento lentos e os ciclos repetidos de congelamento e descongelamento produzem mais lesões nos tecidos do que um único ciclo de congelamento e descongelamento.

Dispositivos de criocirurgia

1. Aplicador com ponta de algodão: Chin JY (1998) descreveu o tratamento criocirúrgico da gengiva pigmentada com melanina utilizando a aplicação direta de azoto líquido (-190°C) com uma cotonete na gengiva pigmentada.
2. Pulverização de azoto líquido: Utilizado para tratar lesões benignas, pré-malignas e malignas.
3. Crioprobe: Utilizada no tratamento de lesões faciais mais pequenas. Uma criossonda ligada à pistola de pulverização de azoto líquido também proporciona uma maior versatilidade.

Esta técnica não necessita de anestesia local e pode ser efectuada após anestesia tópica. É aplicado um gel solúvel em água sobre a área da gengiva para aumentar a condutividade térmica. A crioprobe de expansão arrefecida a -81°C é aplicada na área pigmentada durante 10 segundos. O local congelado descongela espontaneamente no espaço de 1 minuto e desenvolve-se um eritema ligeiro. A remoção dos pigmentos não pode ser avaliada durante o procedimento, pelo que é necessária uma segunda sessão após cerca de 5-7 dias, durante a qual as áreas residuais de pigmentação devem ser removidas. A profundidade de penetração é difícil de controlar e a congelação prolongada pode causar uma destruição excessiva dos tecidos; é necessária precisão. As zonas tratadas são cobertas por epitélio no prazo de 2 semanas após a congelação e a queratinização fica concluída após 3-4 semanas. A necessidade de equipamento especializado dispendioso impede que esta técnica seja amplamente utilizada para a despigmentação gengival.

A criocirurgia é seguida por um inchaço considerável e é também acompanhada por uma maior destruição dos tecidos moles. Ishida & Silva e Gage & Baust referiram que, na criocirurgia, todas as partes do ciclo de congelação-descongelação podem causar lesões nos tecidos e a cicatrização é agitada. O controlo da profundidade é difícil e a duração ideal da congelação não é conhecida, mas a congelação prolongada aumenta a destruição dos tecidos.

c. ***Eletrocirurgia***

A eletrocirurgia consiste na utilização de energia eléctrica de alta frequência (50 kHz) na banda de frequência de transmissão de rádio, que é aplicada diretamente nos tecidos para induzir efeitos histológicos. O primeiro caso documentado de utilização de eletrocirurgia para despigmentação foi relatado por Ginwalla et al em 1966. As ondas de rádio criadas pelo dispositivo viajam da ponta do elétrodo para o doente e são devolvidas ao dispositivo através de uma antena de placa indiferente colocada sob o corpo do doente na proximidade do local da cirurgia. À medida que a corrente passa, a impedância à passagem da corrente através do tecido gera calor, que ferve a água do tecido, criando vapor, resultando no corte ou na coagulação do tecido. São produzidos três padrões de fluxo de corrente, que são:

1. Totalmente rectificado, filtrado, utilizado principalmente para incisão (90% de corte e 10% de coagulação).
2. Totalmente rectificada, utilizada principalmente para a excisão de tumores epidérmicos (50% de corte e 50% de coagulação).
3. Parcialmente rectificado, utilizado principalmente para hemostasia ou coagulação de lesões vasculares (90% coagula e 10% corta).

Após a obtenção de anestesia local, o elétrodo de diamante desejado é fixado à peça de mão. A peça de mão é segurada como uma caneta e a ponta do elétrodo é movida rapidamente sobre o tecido pigmentado a ser excisado. O elétrodo é utilizado com um leve movimento de escovagem e a ponta é mantida em movimento durante todo o tempo. O tempo de contacto da ponta do elétrodo com o tecido deve ser muito curto. Manter a ponta num só local pode levar à acumulação excessiva de calor (acumulação de calor lateral) e à destruição dos tecidos. Após cada utilização, a ponta do elétrodo é limpa na superfície rugosa da gaze embebida em soro fisiológico para remover todos os resíduos. A eletrocirurgia requer mais conhecimentos do que a cirurgia com bisturi. A aplicação prolongada ou repetida de corrente nos tecidos induz a acumulação de calor e a destruição indesejada dos tecidos. Deve evitar-se o contacto com o periósteo ou o osso alveolar e os dentes vitais.

Esta técnica é desconfortável para os doentes devido ao odor desagradável e a utilização de sucção a alta velocidade é obrigatória. As contra-indicações a esta técnica incluem doentes com tendência queloide, pacemakers cardíacos e história de episódio ativo recente de infeção por herpes simplex.

d. ***Lasers***

O laser Nd: YAG tem uma afinidade especial pela melanina ou pigmentos escuros; funciona mais eficazmente quando a energia é aplicada na presença de um pigmento.

Ao contrário dos lasers CO_2 e Er:YAG, o laser Nd:YAG tem baixa absorção na água e a energia dispersa-se ou penetra nos tecidos biológicos. O efeito fototérmico deste laser é útil para a cirurgia de tecidos moles. O espetro de absorção da melanina varia entre 351 e 1064 nm e o comprimento de onda do laser Nd: YAG é de 1064 nm.

Para os procedimentos de despigmentação, os parâmetros recomendados são: 6 watts, 60 mili-joules por pulso e 100 pulsos por segundo.

Não se registam complicações de desconforto, dor ou hemorragia no intra-operatório ou no pós-operatório. As feridas ablacionadas cicatrizam quase completamente em 4 dias. O laser de CO_2 causa danos mínimos no periósteo e no osso sob a gengiva que está a ser tratada e tem a caraterística única de poder remover uma camada fina de epitélio de forma limpa. Embora a cicatrização das feridas com laser seja mais lenta do que a cicatrização das feridas com escalpe, a ferida com laser é uma reação inflamatória estéril.

Atsawasuwan et al relataram quatro casos de hiperpigmentação da melanina gengival utilizando o laser Nd: YAG e demonstraram bons resultados; as complicações foram a fenestração gengival e a exposição óssea. A ablação com laser de Erbium: YAG foi relatada por Tal et al como sendo bastante eficaz e fiável.

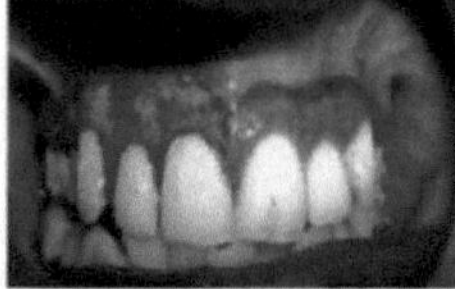

Fig 14.1

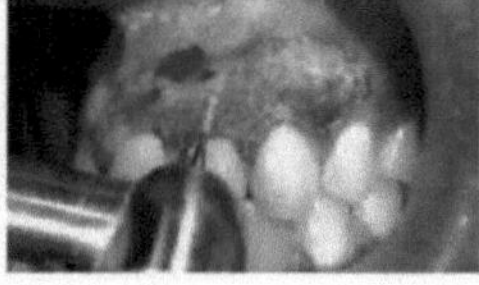

Fig 14.2

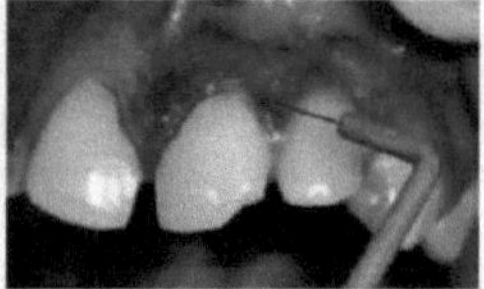

Fig 14.3

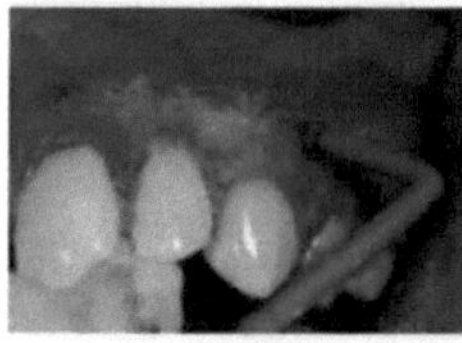

Fig 14.4

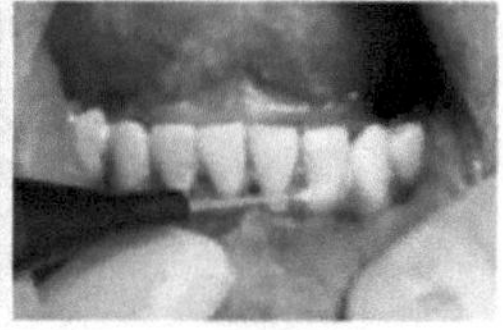

Fig 14.5

Figuras: 14.1 Procedimento de desepitelização com bisturi, 14.2 Abrasão com broca, 14.3 Elétrodo de agulha para dar incisão, 14.4) Eléctrodos de bola usados para coagulação, 14.5 Despigmentação por LASER[104] .

B. MÉTODOS QUÍMICOS

Estes métodos já não são utilizados devido ao seu carácter destrutivo e à dificuldade de controlar a profundidade da sua penetração. Uma mistura de fenol a 90% e de álcool a 95% foi utilizada por Hirschfeld e Hirschfeld em 1951.

II A. ENXERTO GENGIVAL LIVRE (FGG)

O enxerto gengival livre foi descrito pela primeira vez por Bjorn em 1963. Os enxertos gengivais livres são utilizados para criar uma zona alargada de gengiva aderente e em procedimentos de recobrimento radicular. Tamizi M e Taheri M em 1996 documentaram o tratamento da pigmentação gengival fisiológica com auto-enxertos gengivais livres. Não foi encontrada qualquer evidência de repigmentação 4,5 anos após a cirurgia durante o estudo.

B. ALOENXERTO DE MATRIZ DÉRMICA ACELULAR

Novaes AB Jr et al, em 2002, demonstraram o uso do aloenxerto de matriz dérmica acelular para a eliminação da pigmentação de melanina gengival.

Procedimento cirúrgico:

Após a administração de anestesia local, são efectuadas duas incisões verticais no tecido não pigmentado, tanto mesial como distal à área pigmentada, utilizando uma lâmina de bisturi n.º 15. É necessária uma incisão sulcular horizontal para refletir um retalho de espessura parcial que contém a área pigmentada. O retalho refletido deve ser excisado. Após hemostase adequada, o enxerto deve ser preparado de acordo com as instruções do fabricante e aparado para se ajustar ao local recetor. O enxerto deve ser re-hidratado e colocado com o lado da membrana basal virado para a cavidade oral. O enxerto deve ser fixado à gengiva adjacente com suturas laterais bio-absorvíveis. A área deve ser firmemente comprimida com gaze húmida durante 5 minutos para adaptar o tecido ao local da cirurgia.

Avanços futuros

Atualmente, estão a ganhar terreno novos métodos não invasivos, ou seja, formulações que podem diminuir a pigmentação da melanina e aclarar a cor da pele, bem como do epitélio oral.

1. Ácido kójico,

2. Extrato de placenta,
3. Derivados da vitamina C.

As suas formulações intra-orais ainda estão a ser investigadas. Mais recentemente, Shimada Y et al mostraram que o ácido ascórbico pode inibir significativamente a atividade da tirosinase e a formação de melanina e tem potencial para o tratamento da pigmentação melânica gengival.

REPIGMENTAÇÃO CLÍNICA

A repigmentação oral refere-se ao reaparecimento clínico do pigmento de melanina após um período de despigmentação clínica da mucosa oral em resultado de factores químicos, térmicos, cirúrgicos, farmacológicos ou idiopáticos.

Se a gengiva pigmentada for ressecada cirurgicamente, ela geralmente cicatriza com pouca ou nenhuma pigmentação. Foi documentado que a recorrência ocorre, após o procedimento cirúrgico, num período de 24 dias a 8 anos. O mecanismo exato da repigmentação não é claro, mas a "teoria da migração" parece ser favorecida.

Diferentes estudos mostram variações no tempo de repigmentação precoce. Para regressar à repigmentação clínica de base completa são necessários cerca de 1,5 a 3 anos. Esta variação pode dever-se às diferentes técnicas efectuadas ou à raça do doente.[105]

REPOSICIONAMENTO DOS LÁBIOS

INTRODUÇÃO

O sorriso é um importante método de comunicação não verbal e é uma interação entre os dentes, a estrutura labial e o suporte gengival. A saúde e a aparência gengival são componentes essenciais de um sorriso atrativo[106] . A exibição gengival excessiva (EGD), também chamada de "sorriso gengival", é uma das várias deformidades e condições de desenvolvimento ou adquiridas que se manifestam no periodonto. Apesar da alta prevalência da exibição gengival excessiva e da importância da estética dentogengival no que diz respeito à autoimagem e autoestima, a literatura é carente de estudos de tratamento.[107]

O reposicionamento labial foi descrito pela primeira vez na literatura de cirurgia plástica em ***1973*** por ***Rubinstein*** e ***Kostianovsky***[1] ®[8] O primeiro caso de reposicionamento labial foi feito por um dentista indiano Gupta et al. no ano de 2010[109] . O objetivo do reposicionamento labial é inibir parcialmente a exibição gengival, limitando a retração dos músculos elevadores do sorriso (ou seja, zygomaticus minor, levator anguli, orbicularis oris, e levator labii superioris).

Epidemiologia

É um problema estético que pode afetar uma grande parte da população, com uma prevalência relatada entre 10,5% (Tjan et al. 1984) e 29% (Dong et al. 1999). A exibição gengival excessiva é mais prevalente (Peck et al. 1992, Ackerman & Ackerman 2002) e considerada mais inestética (Geron & Atalia 2005) em mulheres do que em homens.[108]

ETIOLOGIAS

A exposição gengival excessiva tem quatro etiologias possíveis,

A causa pode estar relacionada com um ou mais factores relacionados com as próprias gengivas, os dentes, ou mesmo o lábio ou a mandíbula. Cada uma destas áreas exigirá uma abordagem diferente para resolver o problema.

Em primeiro lugar, pode ser o resultado de uma erupção atrasada em que a gengiva não consegue completar a migração apical sobre os dentes maxilares até uma porção que é 1mm coronal à junção cemento-esmalte. Nestes casos, o restabelecimento das relações dento-gengivais normais pode ser conseguido com um alongamento estético da coroa. Este procedimento envolve a deslocação das margens gengivais apicalmente através da ressecção de tecido mole e possivelmente duro.

A segunda causa possível é a erupção compensatória dos dentes maxilares devido a variações naturais no processo de erupção dentária que podem resultar em dentes mais curtos do que o normal e na formação de gengivas no sorriso. Isto acontece em caso de desgaste dos dentes. Para compensar o desgaste e manter uma mordida funcional, os dentes começam a mover-se (ou a erupcionar) muito lentamente para fora da gengiva. Isto faz com que o sorriso pareça mais gengival. Nestes casos, o tratamento ortodôntico pode ser utilizado para mover os dentes afectados de volta para a posição correcta. O comprimento dos dentes pode ser corrigido (coroando-os) ou cobrindo-os com facetas finas de porcelana.

A terceira possibilidade relacionada com os maxilares é o excesso maxilar vertical, no qual existe uma dimensão vertical alargada do meio da face e lábios "incompetentes". O tratamento consiste numa cirurgia ortognática para restabelecer as relações intermaxilares normais e para reduzir a exposição gengival; este procedimento implica hospitalização, mas pode alcançar resultados dramáticos.

Finalmente, a causa pode estar relacionada com os lábios, pode ser um lábio superior curto ou hiperativo, em que, quando o doente sorri, o lábio superior se move na direção apical e expõe a dentição e a gengiva em excesso. Em média, o lábio superior move-se 6 a 8 milímetros da sua posição normal de repouso para um sorriso completo.[109]

Os lábios definem a zona estética e a linha do lábio pode ser definida, ao sorrir, como baixa, média ou alta. O lábio é considerado baixo quando apenas parte dos dentes é visível abaixo do lábio superior, médio quando 1 a 3 mm da gengiva marginal é exposta durante um sorriso e alto (sorriso gengival) quando mais de 3 mm de gengiva é mostrada [Tabela 1]. A condição esquelética também foi avaliada [Tabela 2].

Tabela 1 Classificação da linha do sorriso[107]

Tipo de classe	Descrição	Avaliação
Pontuação 0	"Linha do sorriso baixa"	IDG: <25% visível; M: Não visível, dentes mascarados.
Pontuação 1	"Linha média do sorriso"	IDG: 25-75% visível; M: Visível em dentes individuais.
Pontuação 2	"Linha do sorriso alta"	IDG: >75% visível; M: <3mm visível (global).
Pontuação 3	"Linha do sorriso muito alta"	IDG: completamente visível; M: faixa de gengiva maxilar com >3mm de largura visível para além da linha mucogengival "sorriso gengival".

IDG: Gengiva interdentária; M: Gengiva marginal

Tabela 2 Classificação do excesso vertical da maxila.[110]

Grau	Exposição gengival e da mucosa (mm)	Modalidades de tratamento
I	2-4	Intrusão ortodôntica, ortodontia e periodontia, periodontal e restauradora.

II	4-8	Cirurgia periodontal e restauradora, ortognática.
III	>8	Cirurgia ortognática com ou sem terapia periodontal e restauradora adjuvante.

TÉCNICA

Foi administrado anestésico local na mucosa vestibular e no lábio do primeiro molar superior direito ao esquerdo. Foi utilizado um lápis de marcação para delinear as incisões nos tecidos secos (Figura 15.2). Foi efectuada uma incisão de espessura parcial na junção mucogengival, desde o ângulo da linha mesial do primeiro molar direito até ao ângulo da linha mesial do primeiro molar esquerdo. Uma segunda incisão de espessura parcial, paralela à primeira, foi efectuada na mucosa labial, 10 a 12 mm apicalmente à junção mucogengival. As incisões foram ligadas em cada primeiro molar, criando um contorno elíptico.

O epitélio foi removido dentro do contorno das incisões (Figura 15.3), deixando exposto o tecido conjuntivo subjacente (Figura 15.4). Foram tomadas precauções para evitar danos a quaisquer glândulas salivares menores na submucosa. Foram utilizados anestésico local e eletrocoagulação para controlar a hemorragia. As linhas de incisão paralelas foram aproximadas com suturas de estabilização interrompidas na linha média e noutros locais ao longo dos limites da incisão para assegurar o alinhamento correto da linha média do lábio com a linha média dos dentes (Figura 15.5). De seguida, foi utilizada uma sutura contínua de bloqueio para aproximar ambas as extremidades do retalho (Figura 15.5).

Foram administrados anti-inflamatórios não esteróides e antibióticos orais após a cirurgia. O doente recebeu instruções para a aplicação de sacos de gelo e foi-lhe dito para minimizar o movimento dos lábios ao sorrir e ao falar durante uma semana. A cicatrização pós-operatória ocorreu com um mínimo de equimoses e desconforto. A doente referiu "tensão" no lábio superior e "dor ligeira" ao sorrir durante uma semana após a cirurgia. As suturas foram removidas 2 semanas mais tarde. A linha de sutura cicatrizou sob a forma de uma cicatriz que não era aparente quando a paciente sorria, pois estava escondida na mucosa do lábio superior (Figura 15.6 e 15.7). Um exame de acompanhamento 8 meses depois mostrou uma redução na exibição gengival excessiva do paciente (Figura 15.8)[108].

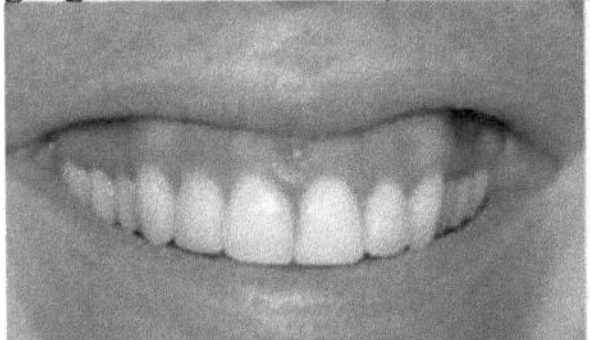

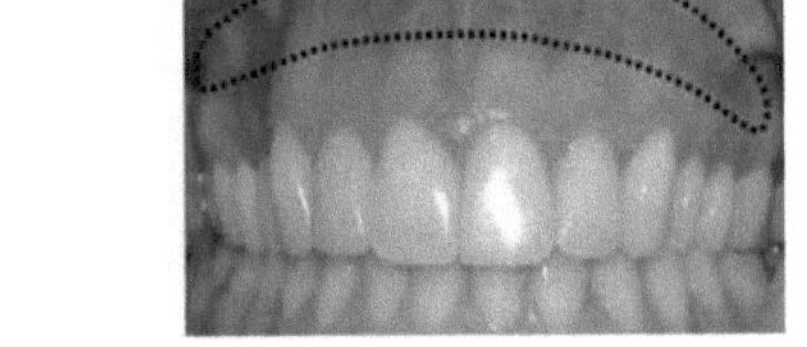

Fig. 15.1 Sorriso pré-operatório.
Fig. 15.2 O contorno da incisão é feito com um lápis de marcação (desenhado digitalmente aqui para melhorar a visibilidade).

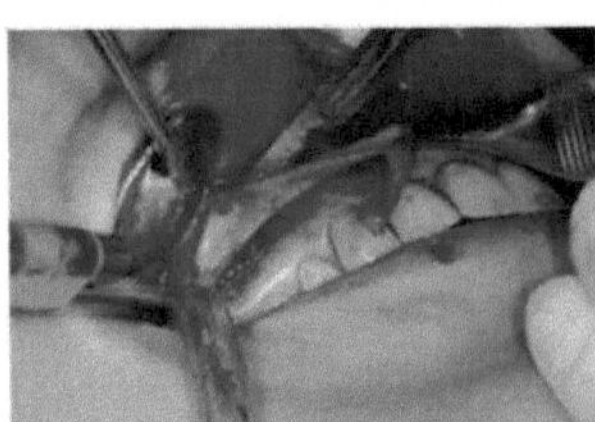

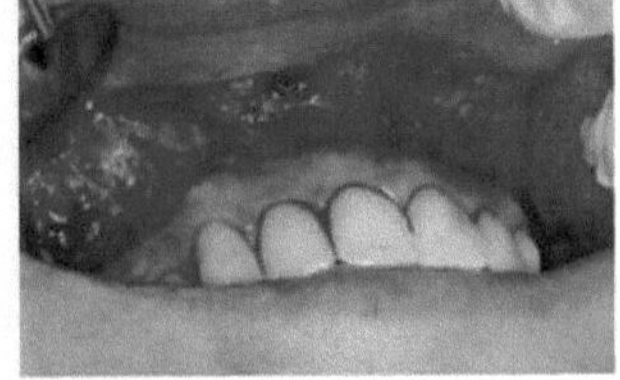

Fig. 15.3 A camada epitelial é removida.
Fig. 15.4 Um retalho de espessura parcial expõe o tecido conjuntivo subjacente.

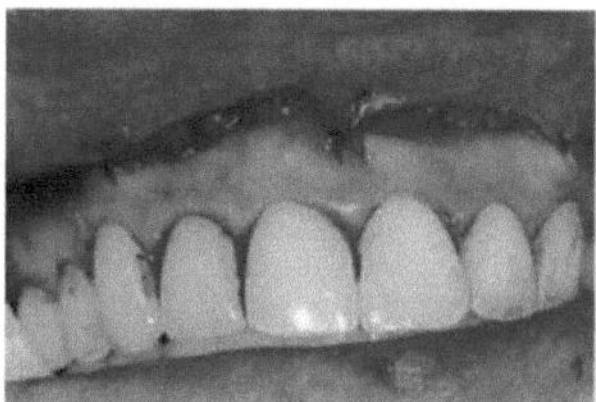
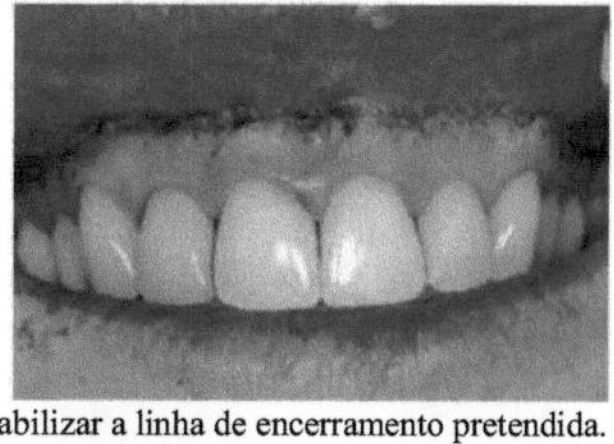
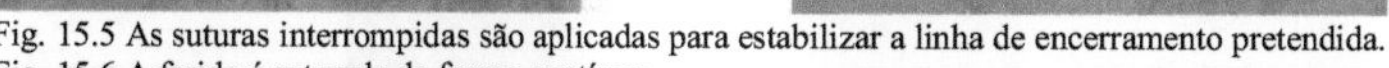

Fig. 15.5 As suturas interrompidas são aplicadas para estabilizar a linha de encerramento pretendida.
Fig. 15.6 A ferida é suturada de forma contínua.

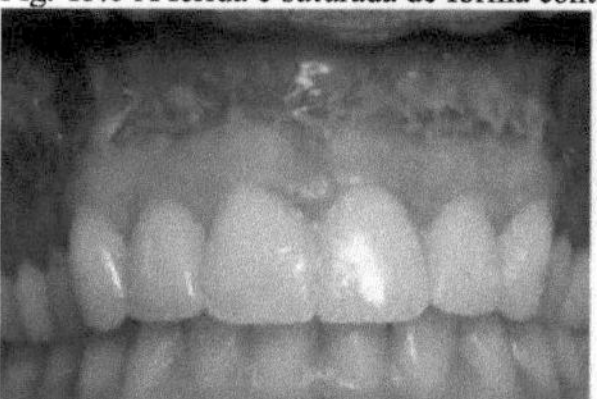

Fig. 15.7 Local cicatrizado após 8 semanas.

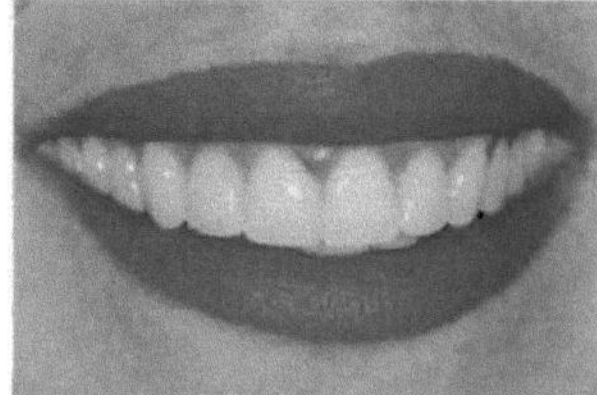

Fig. 15.8 Sorriso após 8 meses de acompanhamento.

Contra-indicações para a técnica de reposicionamento dos lábios[109]

Pacientes com gengiva inadequadamente aderida no sextante anterior do maxilar, uma vez que a quantidade limitada de tecido cria dificuldades no desenho do retalho, na estabilização e na sutura, o que pode levar a recidivas, excesso maxilar vertical (VME) grave, em que a cirurgia ortognática é o tratamento de eleição.

REPOSICIONAMENTO LABIAL MODIFICADO

A modificação da técnica original de Rubinstein & Kostianovsky, onde o frénulo labial maxilar médio não foi excisado. Esta modificação foi introduzida para facilitar a manutenção da posição da linha média labial e para reduzir a morbilidade associada ao procedimento.[110]

Ribeiro-Junior et al. demonstraram recentemente uma técnica cirúrgica conservadora empregada para o tratamento do excesso de exposição gengival. Em seu procedimento, uma modificação da técnica proposta por Rosenblatt e Simon, duas tiras de mucosa são removidas bilateralmente até a linha média, preservando o frênulo labial maxilar, e suturando apicalmente a mucosa[111] .

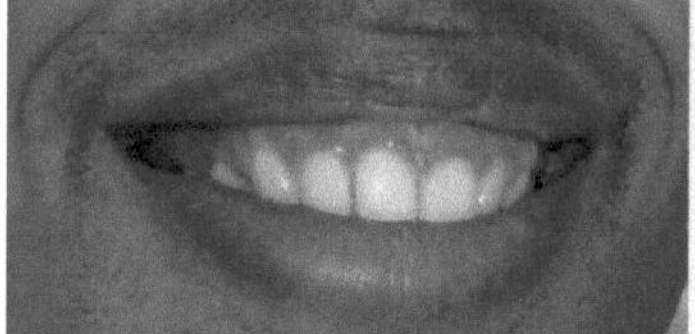
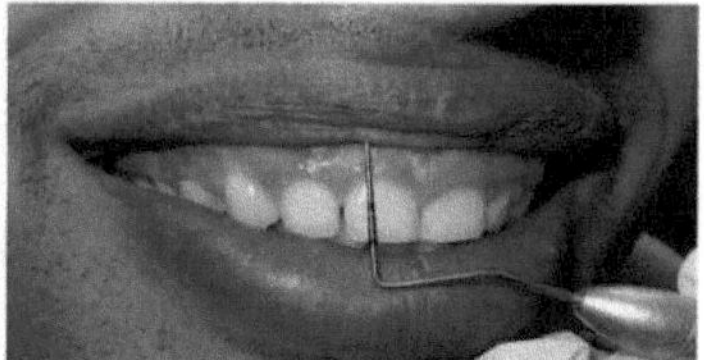

Fig. 15.9 A figura pré-operatória mostrando o sorriso gengival.
Fig. 15.10 mm de exposição gengival medida pela sonda UNC-15.

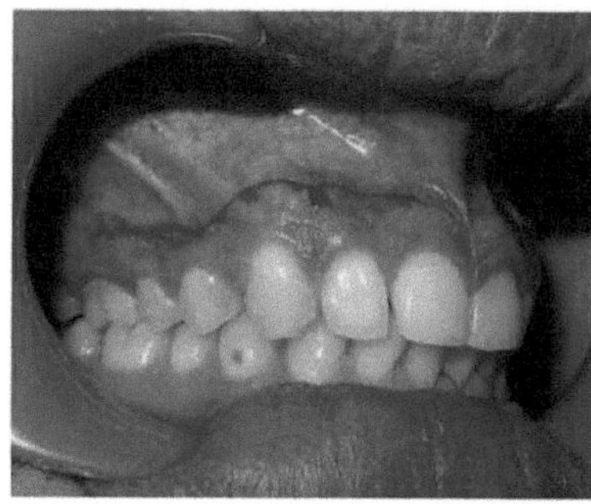
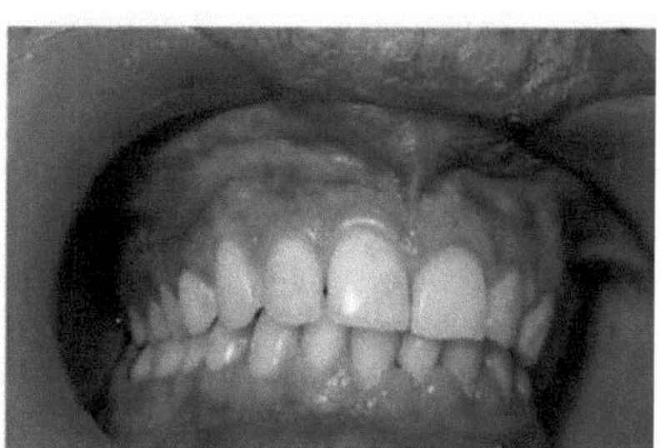

Fig. 15.11: A primeira incisão de espessura parcial na junção mucogengival, desde o ângulo da linha mesial do incisivo central direito até ao ângulo da linha mesial do primeiro molar direito.

Fig. 15.12: A segunda espessura parcial cerca de 8-10 mm acima da primeira incisão e duas incisões verticais para unir as duas extremidades.

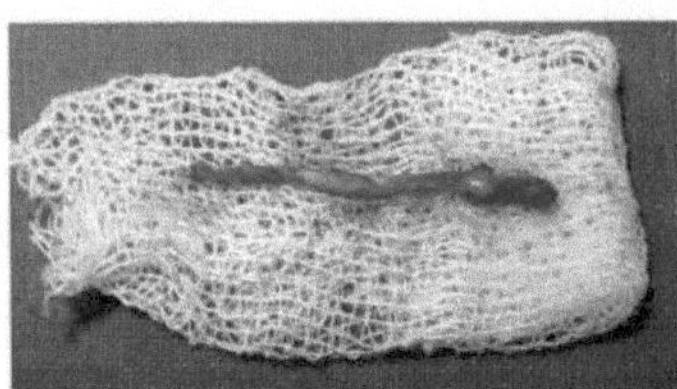

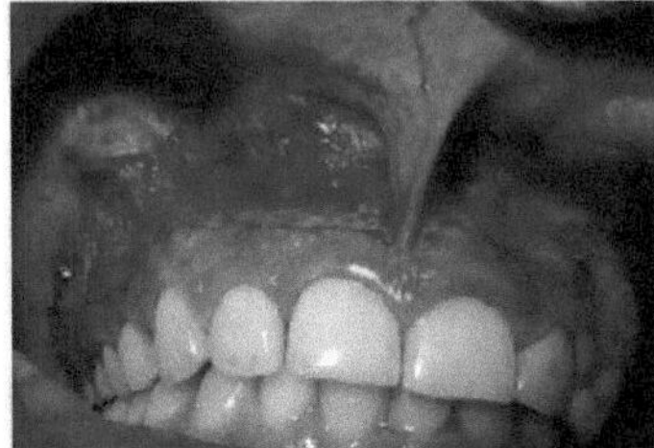

Fig. 15.13: A tira do epitélio que foi removida.

Fig. 15.14: A dissecção de espessura parcial que foi efectuada

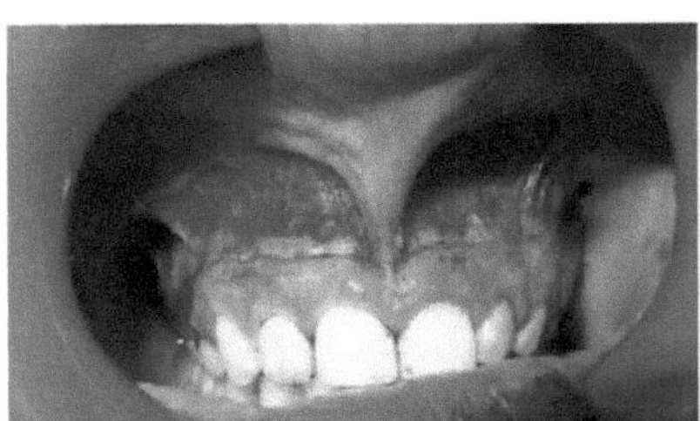

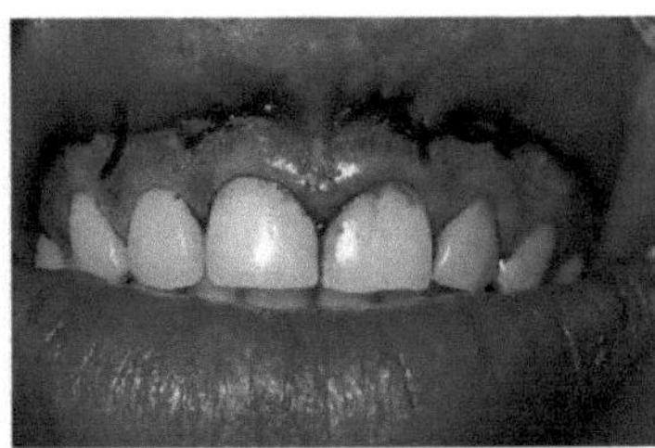

Fig. 15.15: O mesmo procedimento foi efectuado no lado, deixando o frénulo intacto
Fig. 15.16: As suturas de seda 4-0 foram colocadas à esquerda

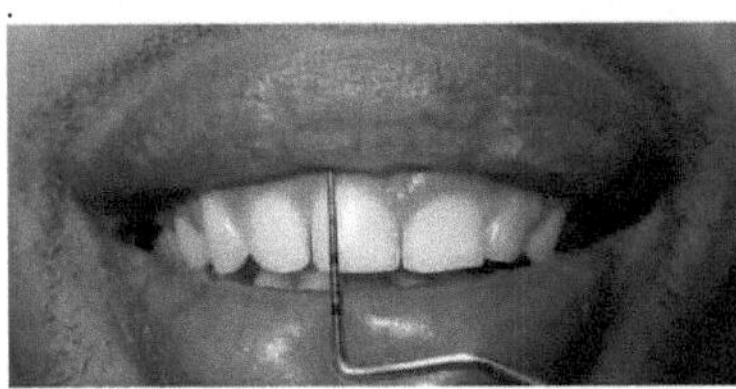

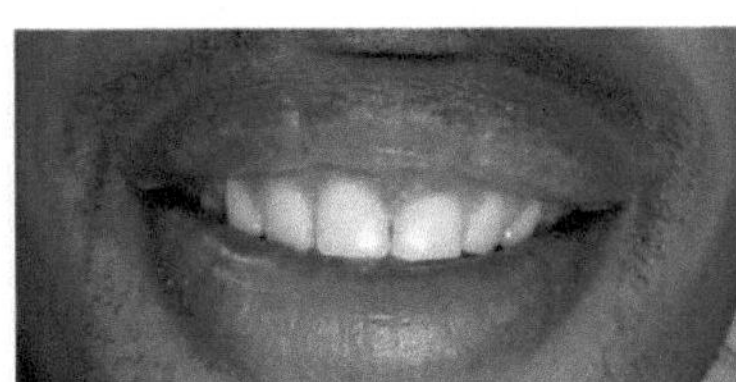

Fig. 15.17: 1 mm de exposição gengival ao sorrir no pós-operatório após 1 mês
Fig. 15.18 O quadro pós-operatório após 1 mês

Capítulo 8

GESTÃO DOS TECIDOS MOLES EM TORNO DOS DENTES IMPLANTES

INTRODUÇÃO

A substituição de dentes através de implantes dentários é considerada um procedimento previsível na medicina dentária moderna (Lekholm et al. 1999). Os tecidos peri-implantares diferem significativamente dos tecidos periodontais em termos de falta de cemento e ligamento periodontal, menos vasos sanguíneos e fibroblastos no tecido conjuntivo e ausência de um tecido conjuntivo supra-crestal ligado (Berglundh et al. 1991, Abrahamsson et al. 1998). Na presença de acumulação de placa, estas características podem condicionar o desenvolvimento de inflamação e a taxa de perda óssea à volta dos implantes (Lindhe et al. 1992).

Os indivíduos periodontalmente susceptíveis podem ter um maior risco de peri-implantite (Hardt et al. 2002, Karoussis et al. 2003).

Além disso, vários factores como a presença de deformidades pré-existentes no rebordo (Pini Prato et al. 2004), a qualidade e quantidade de tecido mole sobre o rebordo (Pini Prato et al. 2004) e as estratégias cirúrgicas na colocação/descoberta do implante (Ono et al. 1998) foram considerados como estando relacionados com os resultados estéticos finais da terapia com implantes.[112]

INTERFACE DE IMPLANTE DENTÁRIO

A saúde ou qualidade do tecido mole que envolve um implante pode ser influenciada por muitos factores. Pensa-se que a presença de mucosa queratinizada em redor de um implante é um fator positivo na manutenção da saúde dos tecidos moles. Em muitos sistemas de implantes, a ligação entre o implante e a prótese cria um pequeno micro espaço que tem sido implicado na saúde contínua dos tecidos moles que rodeiam os implantes. O material selecionado para o conetor transmucoso do implante também tem demonstrado afetar as reacções do osso e dos tecidos moles. Nalguns casos, observa-se uma inflamação dos tecidos moles sem alterações no nível ósseo, uma condição denominada "mucosite peri-implantar". Esta condição é distinta da perda óssea peri-implantar mediada por bactérias, numa condição conhecida como "peri-implantite". Além disso, o tecido conjuntivo e o epitélio podem efetivamente integrar-se nas superfícies de titânio dos implantes dentários, sugerindo que a saúde e a resistência aos estados de doença peri-implantar podem ser um reflexo do processo de integração global. Estas observações contribuem para o sucesso funcional e estético da prótese.[113]

LARGURA BIOLÓGICA E BIÓTIPOS GENGIVAIS

Tradicionalmente, refere-se à soma de duas entidades histológicas peridentais: o epitélio juncional e o tecido conjuntivo de ligação (Gargiulo et al. 1961; Vacek et al. 1994). A integridade da largura biológica dentária (valor histológico médio, 2,04 mm) protege, pela sua propriedade de selagem biológica, os outros tecidos periodontais profundos subjacentes que são mantidos separados do ambiente oral e sulcular exterior (valor histológico médio, 0,69 mm).

Conhecida por sua alta variabilidade histológica, a largura biológica juntamente com o sulco gengival coincidem para formar os diferentes biótipos periodontais clínicos (Weisgold et al. 1997), mais recentemente redefinidos como fenótipos periodontais (Muller & Eger 2002). A principal, e mais imediata, expressão clínica do biótipo periodontal está relacionada com o grau de recuo dos tecidos gengivais. O contorno da gengiva e o seu recorte reflectem o morfotipo ósseo da crista óssea de suporte subjacente (Vacek et al. 1994). O conhecimento das características histológicas e anatómicas peculiares da junção dentogengival, que diferem das da mucosa peri-implantar, é fundamental para corresponder às expectativas do paciente. Um clínico deve antecipar, antes de iniciar a terapia, as potenciais limitações cosméticas em determinados cenários clínicos conhecidos[114] .

IMPORTÂNCIA DO TECIDO QUERATINIZADO (KT) NOS LOCAIS DOS IMPLANTES

A importância do KT na manutenção dos implantes dentários é uma questão controversa. Estudos retrospectivos a longo prazo *(Adell et al. 1981, Albrektsson et al. 1986)* sugeriram que os implantes dentários podem ter uma elevada taxa de sobrevivência, independentemente das condições do KT. Não foi encontrada qualquer diferença clínica entre locais com e sem uma largura "adequada" do KT e não foi encontrada qualquer associação entre a largura do KT e a presença de hemorragia à sondagem. Estas observações não apoiaram o conceito de que a falta de KT pode comprometer a manutenção da saúde dos tecidos moles à volta dos implantes dentários *(Wennstrom et al. 1994)*. O tecido gengival queratinizado fornece um colar fibroso apertado que envolve o implante, vedando as bactérias da profundidade do sulco peri-implantar *(Warrer et al. 1995)*.

O tecido peri-implantar que se assemelha à gengiva queratinizada dos dentes naturais adjacentes é importante na zona estética. O enxerto gengival autógeno livre (Sullivan & Atkins 1968) ainda representa o procedimento preferido para aumentar de forma previsível o tecido mole queratinizado que circunda o implante.

O tecido que se forma à volta da porção transmucosa do implante, embora inicialmente considerado semelhante à junção dentogengival (Berglundh et al. 1991), limita muitas vezes a previsibilidade da obtenção de perfis ideais de tecidos moles. Isto é particularmente verdade nas áreas de implantes provisórios, onde a presença ou ausência das papilas determina o resultado estético final (Tarnow et al. 2003)[112]

Tabela 1. Etiologia da recessão gengival à volta dos implantes

Factores anatómicos/predisponentes	**Factores patológicos/precipitantes**
• Mucosa aderente com queratinização inadequada • Plataforma de implante posicionada bucalmente • Deiscência óssea ou fenestração • frénico elevado ou distensão muscular • Biótipo gengival fino	• Inflamação recorrente. • Factores iatrogénicos (por exemplo, vigorosos escovagem dos dentes, prótese com excesso de contorno).

TÉCNICAS CIRÚRGICAS PARA AUMENTAR O KT

A preservação e/ou a reconstrução da mucosa queratinizada à volta dos implantes dentários pode ser defendida para facilitar os procedimentos de restauração, melhorar a estética e o controlo da placa bacteriana durante a higiene oral. Aquando da exposição do implante, foram propostos retalhos posicionados apicalmente (utilizando uma incisão posicionada mediana-crestal ou lingual) ou retalhos posicionados lateralmente para reconstruir uma largura adequada de KT à volta dos implantes. Quando a quantidade de KT sobre a crista edêntula era mínima, foi sugerido um enxerto gengival livre (FGG) (Langer & Sullivan 1989, Langer & Langer 1990).

Foi colocado um FGG antes da instalação do acessório quando a largura inicial do KT era mínima (02 mm). No momento da instalação do acessório, a distância entre a crista óssea e a junção mucogengival foi medida e o tipo de segundo procedimento cirúrgico foi programado. Quando esta distância era de 43mm, foi planeada a utilização de um retalho posicionado apicalmente para a exposição do implante. Quando esta distância era de 43mm, era programada uma gengivectomia circular. (Barone et al.1998).

Uma combinação de retalho posicionado apicalmente e FGG no momento da remoção da membrana após um procedimento de regeneração óssea guiada (ROG) em áreas mandibulares com um vestíbulo raso e quantidades mínimas de KT proposto por (Landi & Sabatucci 2001).

A crescente procura estética na implantologia dentária levou ao desenvolvimento de várias técnicas cirúrgicas, principalmente utilizando a abordagem do enxerto de tecido conjuntivo (CTG) ou do retalho pediculado de tecido conjuntivo (CTPF), de modo a melhorar a integração dos tecidos moles e potencialmente reduzir o desconforto do paciente associado ao procedimento FGG.

Tabela 2. Técnicas convencionais de cirurgia plástica periodontal[115]

Enxertos pediculares	**Enxertos livres de tecidos moles**

-Procedimentos de retalho rotacional - Aba de deslizamento lateral -Oblique -Aba de rotação - Retalho transposto - Procedimentos avançados de retalho - Retalho posicionado coronalmente - Retalho semilunar posicionado coronalmente.	Enxertos epitelizados - Enxertos gengivais livres - Enxertos não epitelizados - Enxerto de tecido conjuntivo subepitelial

Scharf & Tarnow (1992) propuseram uma modificação da técnica do rolo (Abrams 1980) para a gestão dos tecidos moles à volta dos implantes na área estética. No momento do segundo procedimento cirúrgico, foi recomendada uma abordagem "alçapão" no rebordo alveolar sobre o tecido conjuntivo palatino para preservar o epitélio. Isto permitiu a mobilização de um retalho de tecido conjuntivo pediculado que foi rodado bucalmente para aumentar a espessura do tecido mole. Uma modificação posterior dessa técnica por Barone et al. (1999) evitou incisões de liberação vestibular, sugerindo o uso de uma incisão intrasulcular nos dentes adjacentes para melhorar os resultados estéticos. Foi proposta a utilização de um retalho palatino rotativo de espessura dividida para obter o encerramento primário dos tecidos moles sobre implantes colocados em alvéolos de extração recentes (Nemcovsky et al. 1999) e para aumentar a largura do KT à volta dos implantes no momento da exposição do implante, utilizando um retalho simultâneo posicionado apicalmente (Nemcovsky&Artzi 1999).

Na última década, o procedimento CTG foi sugerido para cobrir implantes colocados imediatamente após a extração (Edel 1995) e para melhorar a espessura do tecido mole e o selamento marginal periimplantar (Grunder et al. 1996, Price & Price 1999, Khoury &Happe 2000, Evian et al. 2003). Também foram sugeridas técnicas combinadas para obter o aumento do tecido mole e a reconstrução da papila inter-implantar. Nemcovsky (2001) propôs um retalho papilar avançado combinado com um CTG para aumentar o tecido mole na área interdental. um retalho posicionado apicalmente do lado palatino para o lado vestibular no momento da cirurgia de segundo estágio. Este retalho foi estabilizado com uma técnica de sutura em colchão em rampa numa posição mais coronal no local vestibular; o CTG foi utilizado para cobrir o tecido ósseo inter-implantar. (Tinti & Parma-Benfenati (2002).[112]

ENXERTO DE TECIDO CONJUNTIVO[116,117]

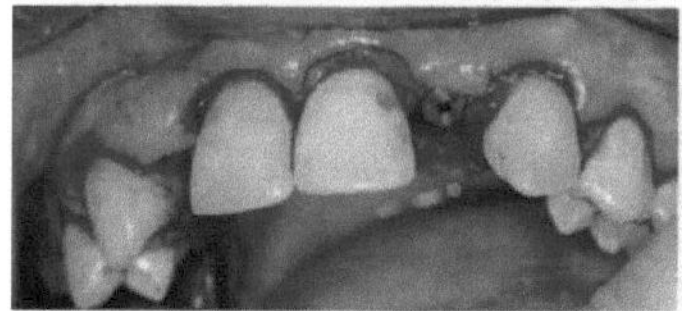

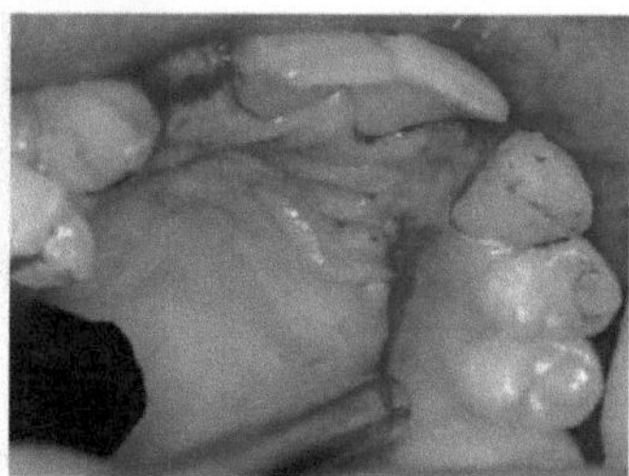

Fig. 16.1, O paciente teve os incisivos laterais bilaterais substituídos por implantes. Os implantes foram colocados em locais edêntulos vários anos após a extração dos dentes decíduos e a conclusão do tratamento ortodôntico. Para aceder ao rebordo, são efectuadas incisões sulculares, evitando a libertação vertical.

Fig. 16.2, É efectuada uma incisão palatina para aceder ao tecido conjuntivo do palato.

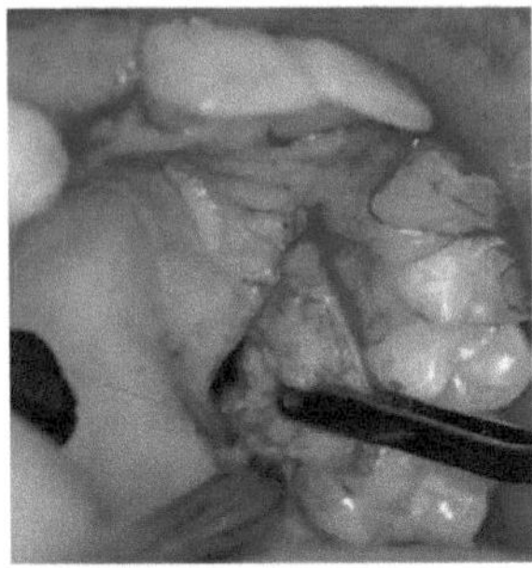

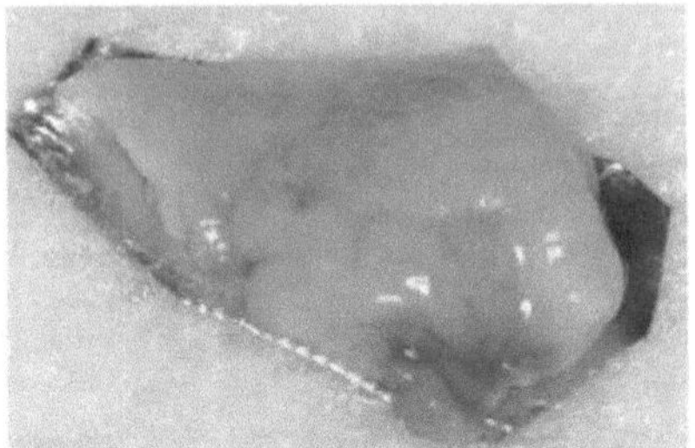

Fig 16.3, A dissecção é efectuada sob o palato Fig 16.4, O tecido conjuntivo é cortado para corresponder à mucosa modelo e o tecido conjuntivo é removido depois de o tecido ter sido cortado até ao osso.

É administrado um anestésico local e é dado tempo para a absorção de fluidos no palato. É efectuada uma incisão horizontal ao longo do palato a 2 a 3 mm das margens gengivais palatinas para evitar a necrose da gengiva à volta dos dentes. A incisão horizontal deve ser ligeiramente mais longa do que o comprimento necessário para o enxerto. Uma segunda incisão é feita a 1 a 2 mm da margem da incisão inicial, e a lâmina é angulada em direção à confluência das prateleiras vertical e horizontal do palato. A incisão é levada até ao osso na profundidade necessária, o que determina o tamanho do enxerto. Após a incisão ter delineado uma camada de gengiva subepitelial, são efectuadas incisões no interior do retalho para separar os bordos verticais do enxerto. Após as incisões verticais terem sido efectuadas através do enxerto, evitando apenas as incisões externas, o enxerto é removido com a ajuda de um elevador periosteal. Após a confirmação da hemostasia, a incisão horizontal única é fechada com sutura reabsorvível.

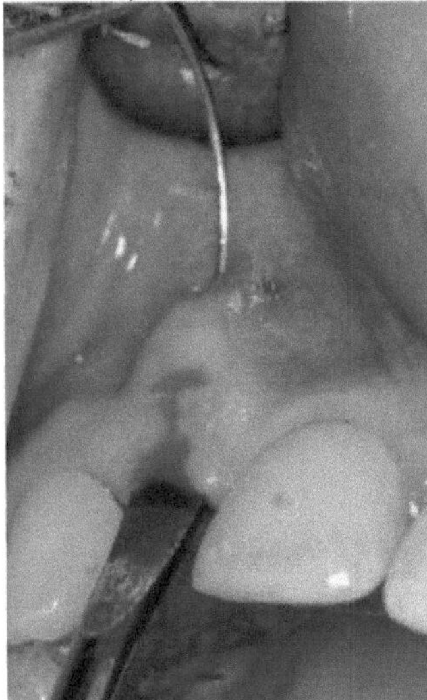

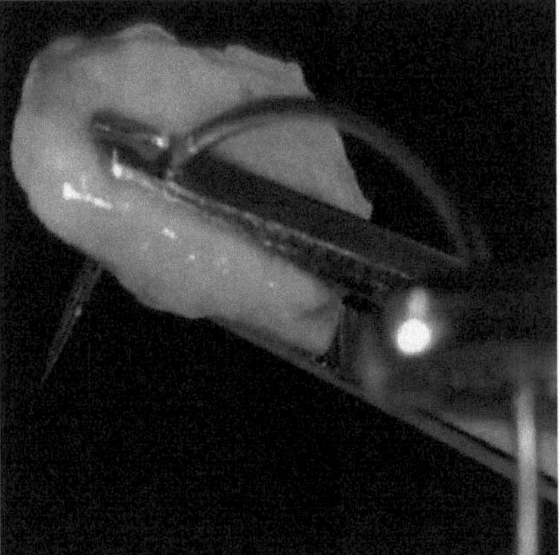

\ Fig. 16.5 Utiliza-se uma lâmina pequena (#15c) para criar uma bolsa sobre os locais dos implantes. A bolsa é criada a partir da crista e formada aproximadamente 10 mm na direção apical.

Fig 16.6 A sutura é passada através do enxerto com uma pinça de tecido Korn.

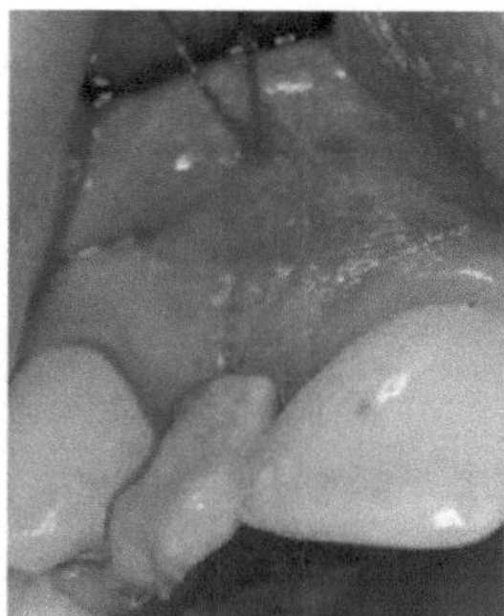
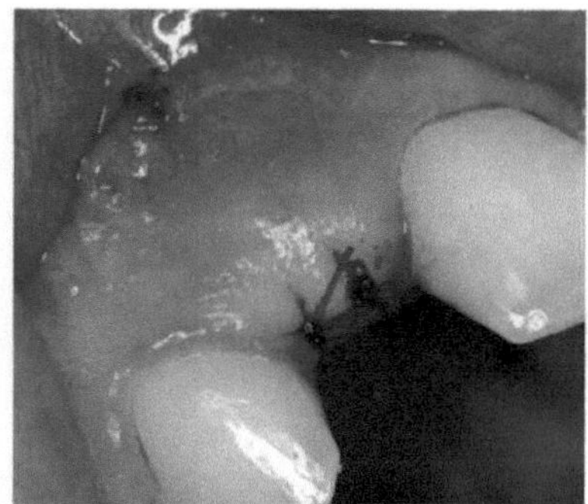

Fig. 16.7, A sutura é então passada de volta através da incisão crestal, saindo do vestíbulo.

Fig. 16.8, O enxerto é colocado na bolsa para obter uma posição de "preenchimento" do enxerto. A incisão na crista é fechada com duas suturas interrompidas.

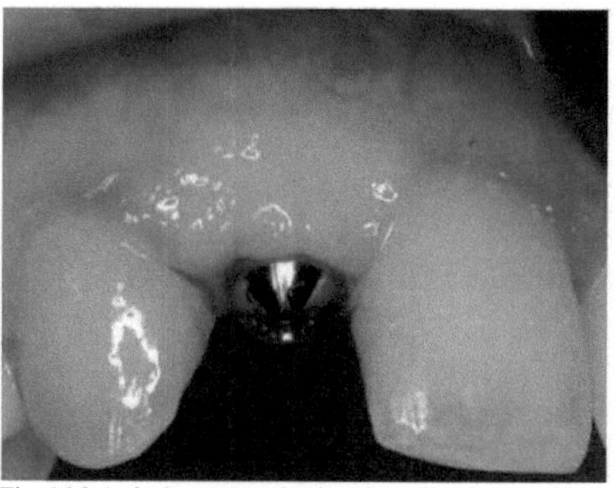
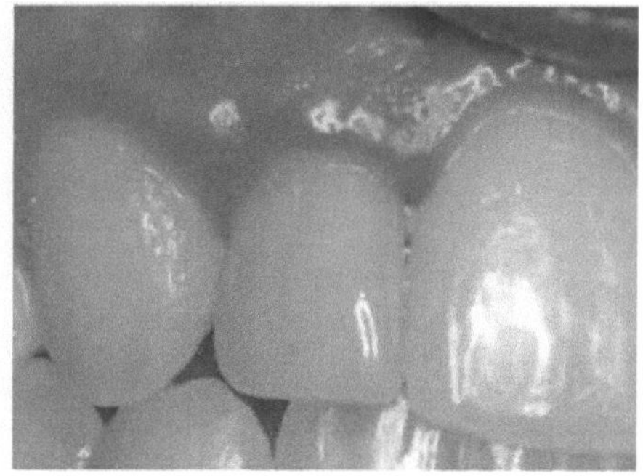

Fig. 16.9 Após 6 semanas, é colocado o pilar de cicatrização
Fig. 16.10 A restauração final com o tratamento adequado

horizontal através de uma pequena incisão. Notar o branqueamento. largura da crista.

TÉCNICA DO ROLO MODIFICADA

Utilize este procedimento relativamente fácil na maxila para obter um aumento localizado do volume de tecido mole vestibularmente ao(s) implante(s) (Abrams 1980; Scharf & Tarnow 1992; Israelson & Plemons 1993; Barone et al. 1999). A primeira incisão crestal reta é mantida palatal à cabeça do(s) implante(s), orientando o bisturi de modo a obter um bisel externo longo que se estende até ao osso. São efectuadas duas incisões verticais de libertação a partir do bisel palatino, poupando as papilas interproximais, e estendendo-se para além da linha mucogengival.

Um pequeno elevador periosteal, que entra a partir das incisões de libertação verticais, é então utilizado para refletir cuidadosamente para vestibular um retalho de espessura total juntamente com a sua cauda palatina. Isto requer normalmente alguma delicadeza para evitar rasgar e danificar a cauda palatina ligada ao retalho bucal. A camada epitelial do retalho, palatal à cabeça do(s) elemento(s) fixo(s), é então cortada com uma lâmina nº 15C afiada. A porção palatina deste retalho de cauda longa é então enrolada e colocada sob o retalho bucal.

Por vezes, a espessura do retalho é tal que se torna difícil dobrar a porção mais palatina do mesmo sob o retalho bucal. Para facilitar esta manobra, ou se afina ligeiramente o tecido, diminuindo a quantidade de aumento volumétrico que será eventualmente obtido na área, ou se coloca uma incisão horizontal de libertação de espessura parcial exatamente onde o tecido deve dobrar-se sob o retalho vestibular.

Utilize uma sutura de colchoeiro interna horizontal para manter a posição do tecido enrolado. Depois de assentar o(s) pilar(es) de cicatrização, utilize suturas simples interrompidas adicionais para fechar as incisões verticais. Coloque suturas de colchoeiro verticais externas para adaptar corretamente o retalho enrolado à crista óssea[115] .

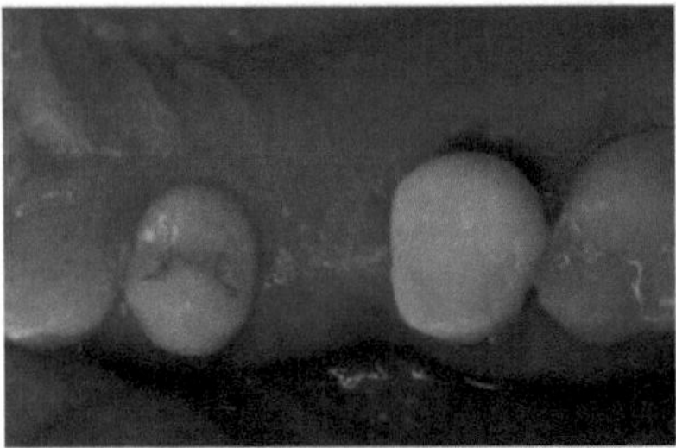
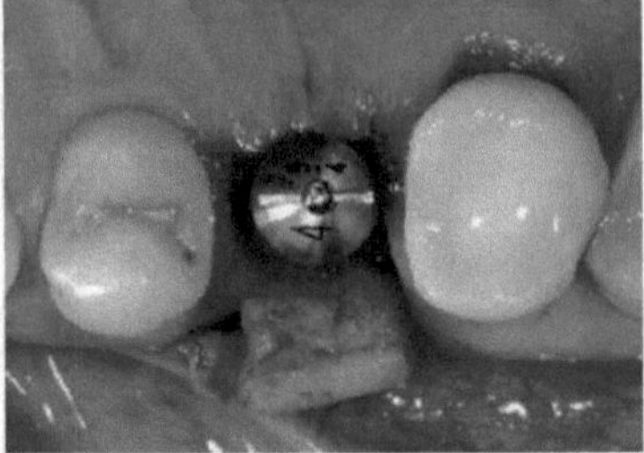

Fig. 16.11 Vista pré-operatória da área.
Fig 16.12 O retalho de espessura total com uma cauda palatina é refletido bucalmente.

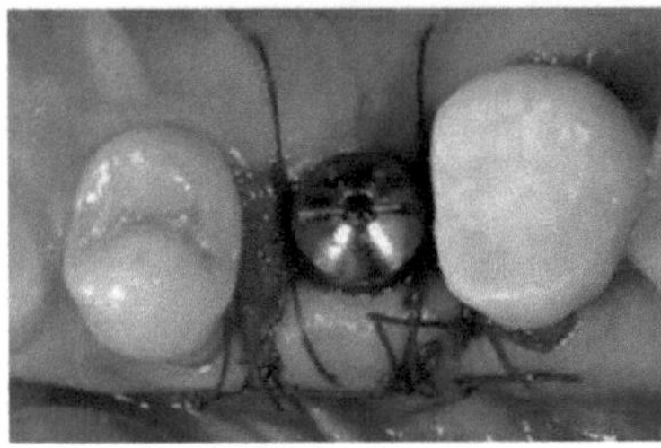
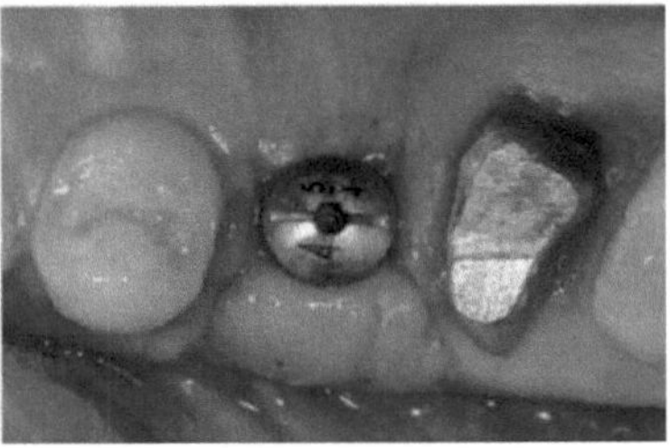

Fig.16.13 Cicatrização precoce na zona.
Fig. 16.14 Cicatrização madura na área. Uma convexidade dos tecidos moles visível para vestibular do implante simula uma proeminência radicular.

ESTABILIDADE DOS TECIDOS MOLES NOS IMPLANTES

Atualmente, acredita-se que a obtenção de sucesso estético em implantologia dentária requer um tratamento cuidadoso que coloque um implante com o diâmetro correto numa posição ideal em relação ao osso, tecido mole e tecido adjacente. Grunder et al. (2005) centraram-se nos limites biológicos dos tecidos moles à volta dos implantes na obtenção de uma boa estética. Estes autores descreveram a chamada relação "3D Osso-Implante" para uma morfologia ideal dos tecidos moles, com base nas observações de que a espessura do tecido conjuntivo sobre o osso circundante dos implantes variava entre 2,8 e 3,8 mm (Berglundh et al. 1991, Cochran et al. 1997) e a sua altura variava entre 3,5 e 5 mm.
Apesar da observação de que a falta de KT pode não influenciar a sobrevivência dos implantes (Wennstro "m et al. 1994, Bengazi et al. 1996), a gestão cuidadosa dos tecidos moles à volta dos implantes é considerada essencial pelos clínicos.

MICROCIRURGIA PERIODONTAL

Na mente de muitos profissionais de medicina dentária, a microcirurgia é um conceito interessante e, no entanto, a incapacidade da maioria dos clínicos para realizar tais procedimentos mostra a falta de compreensão da profissão de medicina dentária sobre o que a microcirurgia realmente engloba.

PERSPECTIVA HISTÓRICA

A medicina dentária tomou emprestada a cirurgia microscópica da medicina, que remonta a 1922.
A microcirurgia periodontal inclui: o papel da ampliação, a instrumentação e o desenho microcirúrgico, o estado fisiológico e físico do cirurgião, a postura, as posições das mãos, a atadura de nós, as aplicações adequadas e os efeitos da microcirurgia na estética.
A microcirurgia periodontal é o aperfeiçoamento das técnicas cirúrgicas básicas possibilitado pela melhoria da acuidade visual obtida com a utilização do microscópio cirúrgico. Em 1979, Daniel definiu a microcirurgia em termos gerais como a cirurgia efectuada sob ampliação pelo microscópio. Em 1980, a microcirurgia foi descrita por Serafin como uma metodologia - uma modificação e um aperfeiçoamento das técnicas cirúrgicas existentes, utilizando a ampliação para melhorar a visualização, com aplicações em todas as especialidades.
Como filosofia de tratamento, a microcirurgia incorpora três princípios importantes:

1. Melhoria das capacidades motoras, reforçando assim a capacidade cirúrgica
2. Uma ênfase no encerramento passivo da ferida com a aposição primária exacta do bordo da ferida
3. A aplicação de instrumentos microcirúrgicos e suturas para reduzir o trauma tecidular

Historicamente, a maior parte do tratamento dentário tem sido efectuado a olho nu. Sem a utilização de ampliação visual, esse tratamento é designado por macroscópico. O tratamento efectuado com a ampliação visual fornecida pelo microscópio é designado por microscópico. Os melhores resultados obtidos com a utilização de procedimentos cirúrgicos periodontais microscópicos resultaram numa mudança para a microcirurgia periodontal. Nas últimas duas décadas, a periodontia tem assistido a um refinamento crescente dos procedimentos cirúrgicos, exigindo o desenvolvimento de capacidades cirúrgicas e motoras mais complexas. As técnicas utilizadas na cirurgia plástica periodontal, regeneração de tecidos guiada, alongamento de coroas restauradoras cosméticas, procedimentos de aumento gengival, aumento de cristas de tecidos moles e duros, ressecção óssea e colocação de implantes dentários exigem conhecimentos clínicos que ultrapassam o alcance da acuidade visual normal.

O objetivo do periodontista é causar o mínimo de danos possível aos tecidos e fazer com que a cicatrização ocorra por intenção primária e não secundária. A microcirurgia oferece uma fase de cicatrização mais rápida e confortável para o paciente.

CONTROLO MANUAL

Tremor fisiológico

O tremor fisiológico é o movimento descontrolado resultante de acções intencionais e não intencionais do nosso corpo. A concentração mental e a paciência durante o procedimento são factores importantes para manter uma capacidade de controlo motor precisa.

O tremor fisiológico está normalmente associado à tensão gerada pelos músculos "antigravitacionais" de controlo postural. Uma vez que estes músculos são uma das principais causas de tremor, é essencial uma postura sentada relaxada e correcta. A cabeça do cirurgião deve ser mantida numa posição vertical confortável (Figura 17.1). Uma ergonomia adequada pode ajudar a evitar lesões no pescoço e nas costas resultantes de maus hábitos na cadeira.

Na microcirurgia, a mão deve apoiar-se, direta ou indiretamente, numa superfície imóvel, caso contrário ocorrerão movimentos indesejados. Apenas as pontas dos dedos se movem. Todos os movimentos devem ser eficientes e económicos, e devem ser feitos com uma unidade de esforço para movimentos intencionais e deliberados. Existem vários factores que podem influenciar o tremor fisiológico de um cirurgião, incluindo ansiedade, exercício recente, álcool, tabaco, cafeína, refeições pesadas, hipoglicemia e uso de medicamentos.

Pegas de mão

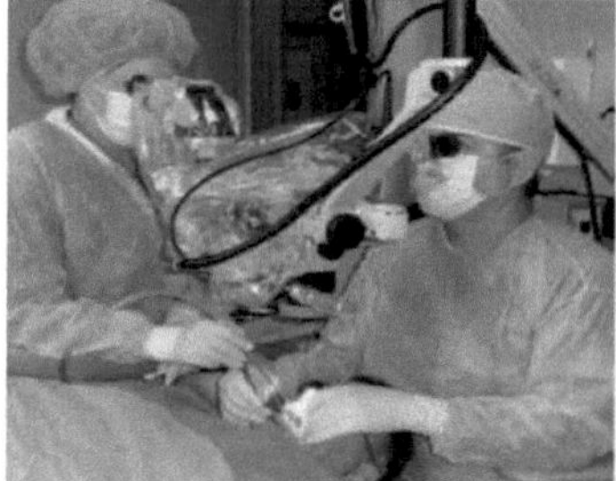

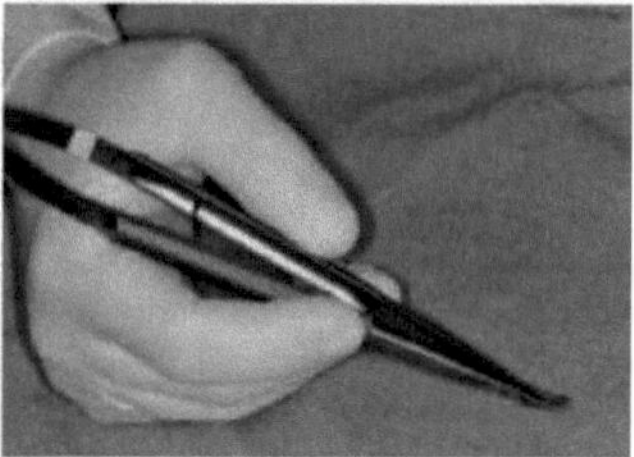

Fig. 17.1 Médico sentado ao microscópio com uma postura correcta e com os braços apoiados.
Fig. 17.2 Punho de precisão

A aquisição de maus hábitos ergonómicos antes e durante a formação dentária pode aumentar o tempo necessário para que os residentes pós-graduados se tornem competentes em microcirurgia.

A pega de precisão mais utilizada em microcirurgia é a pega de caneta ou a pega de precisão interna, que proporciona maior estabilidade do que qualquer outra pega. Na preensão de três dígitos, o instrumento é segurado exatamente como se segura uma caneta quando se escreve. O polegar e os dedos indicador e médio são utilizados como tripé (Figura 17.2). O antebraço deve estar ligeiramente supinado, posicionando os nós dos dedos afastados de si, de modo a que a borda ulnar da mão, o pulso e o cotovelo fiquem bem apoiados, permitindo que o peso da mão fique na borda ulnar. O dedo médio deve repousar firme e diretamente sobre a superfície de trabalho que suporta a mão ou indiretamente sobre o dedo anelar. Com o tripé formado pelos dedos na pega da caneta, o dedo médio segura o instrumento. É preferível começar com a pega de caneta até se dominarem as manipulações básicas e se poderem iniciar posições mais livres. tarefas. Movimentos precisos e exactos da mão com instrumentos de comprimento e desenho correctos, juntamente com pegas de precisão, são cruciais para bons resultados microcirúrgicos.

Uma vez adquirido o domínio da sutura da posição das 2 horas às 7 horas através da prática repetida, é necessária a proficiência da posição das 10 às 4 horas. A prática persistente de posições alternativas em todo o eixo de 360 graus resulta, em última análise, no domínio das competências cirúrgicas necessárias para efetuar um tratamento microcirúrgico bem sucedido em todas as áreas da boca.

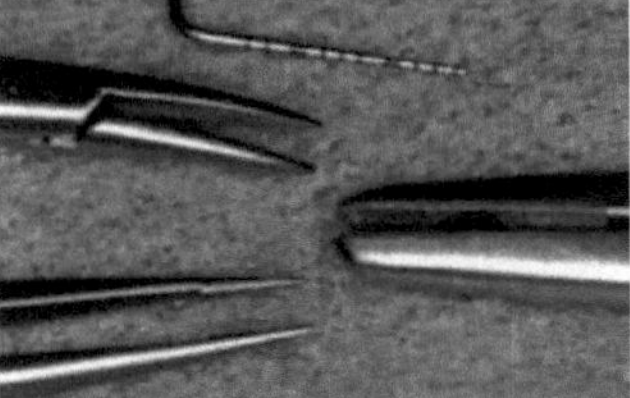

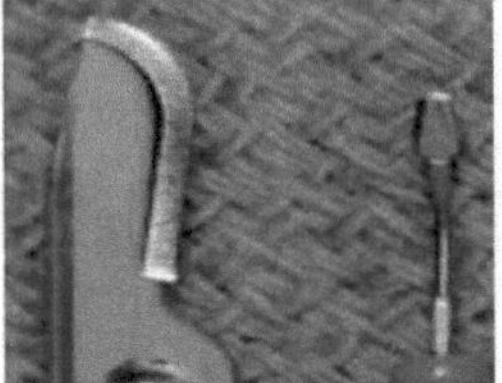

Fig 17.3 Tamanho relativo dos suportes de agulhas microcirúrgicas Fig 17.4 Lâmina de bisturi n.º 15 e mini- e pick-ups e um suporte de agulha padrão. lâmina microcirúrgica crescente.

MÉTODOS DE AMPLIAÇÃO

Os dentistas têm à sua disposição uma vasta gama de sistemas de ampliação simples e complexos, incluindo três tipos de lupas de ampliação e o microscópio operatório. Ambos os tipos de ampliação ótica têm vantagens e limitações. O modo de ampliação utilizado baseia-se frequentemente na tarefa a realizar e no nível de experiência do operador.

Lupas

As lupas são a forma mais comum de ampliação utilizada em medicina dentária. A desvantagem das lupas é que os olhos têm de convergir para ver uma imagem, o que pode resultar em fadiga ocular, cansaço e até alterações da visão com a utilização prolongada de lupas mal ajustadas. Atualmente, apenas dois tipos de lupas, as compostas e as de prisma, são normalmente utilizadas em medicina dentária. Ambos os tipos empregam ótica convergente, mas podem diferir bastante no desenho e na construção da lente.

Composto, lupas.

Para obter o poder de refração, a ampliação, a distância de trabalho e a profundidade de campo, as lupas compostas utilizam lentes múltiplas convergentes com espaços de ar intermédios. Estas lentes podem ser ajustadas às necessidades clínicas sem aumento excessivo de tamanho ou peso. As lentes compostas podem ser acromáticas. As lentes são constituídas por duas peças de vidro coladas com resina transparente. A densidade específica de cada peça neutraliza a aberração cromática da peça adjacente, tornando estas lentes numa caraterística desejada pelos dentistas. As lupas compostas são normalmente montadas dentro ou sobre óculos.

Lupas de prisma.

As lupas de prisma contêm prismas Schmidt ou de telhado que prolongam o percurso da luz através de uma série de reflexos de espelho dentro das lupas, dobrando virtualmente a luz de modo a que o cano da lupa possa ser encurtado. Estas lupas são o tipo de ampliação de lupa opticamente mais avançado que se pode obter atualmente. As lupas de prisma produzem uma melhor ampliação, maiores profundidades de campo, maiores distâncias de trabalho e maiores campos de visão do que outros tipos de lupas. Os canos das lupas de prisma são suficientemente curtos para serem montados em óculos ou numa bandolete, mas com ampliações de 3,0 diâmetros ou superiores, o peso acrescido faz com que as lupas montadas numa bandolete sejam mais confortáveis e estáveis do que as montadas em óculos. Para obter melhores características ópticas e uma ampliação superior à obtida com as lupas de prisma, é necessário utilizar o microscópio cirúrgico.

Ampliação da lupa

As lupas com ampliações que variam entre 1,5x e 10x podem ser adquiridas numa série de fornecedores. As lupas com ampliações inferiores a 4x são geralmente inadequadas para microdentisteria ou microcirurgia periodontal. Para a maioria dos procedimentos periodontais, as lupas de 4x a 5x proporcionam uma maior acuidade visual com uma combinação eficaz de ampliação, tamanho do campo e profundidade de campo. As lupas com uma ampliação de 4,5x ou superior devem ser cuidadosamente avaliadas antes de serem utilizadas, uma vez que a sua profundidade de focagem e o tamanho estreito do campo podem tornar a sua utilização incómoda.

Microscópio Operacional

Para obter a maior flexibilidade e conforto na ampliação ótica, o microscópio operatório corretamente equipado é muito superior às lupas de ampliação. Com instrução e prática, o microscópio operatório pode ser simples de utilizar. No entanto, é muito mais caro e inicialmente mais difícil de utilizar. Os microscópios operatórios combinam a ampliação das lupas com um alterador de ampliação e um sistema de visualização binocular. Os binóculos paralelos protegem contra o cansaço e a fadiga ocular. Os microscópios operacionais incorporam ópticas totalmente revestidas e lentes acromáticas com visão estereoscópica de alta resolução e alto contraste. Os microscópios operacionais são concebidos segundo os princípios de Galileu.

Ao utilizar o microscópio, deve existir uma distância de trabalho adequada entre o microscópio e o objeto a ser visualizado para que os instrumentos possam ser utilizados. Para utilização nas várias áreas da boca, o microscópio deve ter uma grande capacidade de manobra horizontal e vertical, quer esteja montado numa parede, no teto ou num suporte de chão. A adição de oculares binoculares inclináveis proporciona ao microscópio uma grande melhoria em termos de manobrabilidade. Os microscópios cirúrgicos utilizam iluminação coaxial de fibra ótica.

Lupas versus Microscópio Operatório

Existem algumas vantagens e desvantagens em cada sistema. As lupas são menos dispendiosas e, inicialmente, mais fáceis de utilizar. São também menos incómodas no campo operatório e menos susceptíveis de violar um campo operatório limpo. Tanto as lupas como o microscópio melhoram a acuidade visual e o conforto ergonómico e a eficiência, aumentando a distância de trabalho.

As vantagens do microscópio operatório incluem a sua versatilidade devido a uma gama alargada de ampliação variável de 2,5* a 20* e a uma excelente iluminação coaxial de fibra ótica, sem sombras. Uma vantagem adicional é a disponibilidade de numerosos acessórios para documentação de casos com imagens digitais fixas e de vídeo (Figura 17.5). No entanto, a maior vantagem é o maior conforto ocular do operador devido à ótica de visualização paralela proporcionada pelo sistema Galileu.

Depois de utilizar lupas de ampliação e microscópios cirúrgicos durante mais de uma década e meia, os autores consideram que a utilização do microscópio oferece muitas vantagens em relação às lupas.[118]

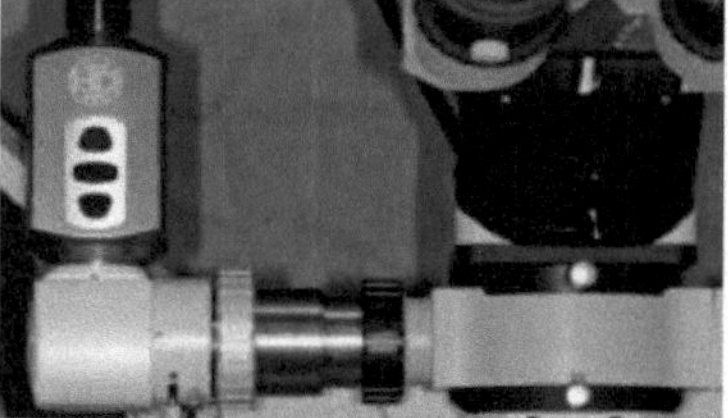

Fig 17.5 Montagem da câmara de vídeo HD

SUPERMICROCIRURGIA - UMA NOVA DIMENSÃO

O mundo clínico está a necessitar de mais intervenções de formação microcirúrgica com o advento de novos horizontes na microcirurgia. Estas novas técnicas emergentes utilizam vasos com menos de 1 mm. Este fenómeno foi designado por "supracirurgia".

O conhecimento mais profundo da anatomia e os enormes avanços tecnológicos impulsionaram a microcirurgia reconstrutiva para uma nova fase de desenvolvimento.

O conceito de supermicrocirurgia foi introduzido no cenário médico internacional pelo Prof. Koshima no Primeiro Curso Internacional de Retalho Perfurante e Retalhos Cutâneos Arterializados em Gent, Bélgica, em 1997. A popularidade da técnica aumentou drasticamente desde então, o que se reflecte na torrente de artigos publicados nos últimos anos. Isto deve-se principalmente ao facto de oferecer a possibilidade de criar retalhos cutâneos livres de estilo livre com uma morbilidade mínima da zona dadora, e implementar novas transferências de tecidos livres e outros procedimentos que requerem dissecção ou anastomose de estruturas de calibre muito fino.

Os pioneiros da área chegaram a um consenso sobre o nome "supermicrocirurgia" após a Primeira Conferência Europeia sobre Supramicrocirurgia, realizada em Barcelona de 4 a 5 de março de 2010.

DA MICROCIRURGIA À SUPERMICROCIRURGIA

[th]A microcirurgia remonta ao início do século XX, quando foram introduzidas na cirurgia novas técnicas cirúrgicas, ampliação intra-operatória, instrumentos mais finos e micro-suturas. O Dr. Harry J. Buncke, conhecido como o "pai fundador da microcirurgia" por ter aberto a porta ao transplante microcirúrgico de tecidos e à reimplantação de partes do corpo amputadas.

A consciencialização sobre a morbilidade da zona dadora causada pelos procedimentos reconstrutivos tem aumentado e a tendência tem-se voltado para técnicas de dissecção menos invasivas. A supermicrocirurgia oferece a possibilidade de dissecar e anastomosar estruturas de muito pequeno calibre com uma morbilidade mínima no local do dador. Atualmente, não há dúvidas de que a supermicrocirurgia desempenhará um papel central na evolução dos retalhos no futuro.

No entanto, também tem as suas limitações.

Em primeiro lugar, a supermicrocirurgia exige uma grande perícia. Isto explica em grande parte porque é que ainda não atingiu uma popularidade alargada. Em segundo lugar, são necessários instrumentos cirúrgicos extremamente finos para dissecar e anastomosar os vasos de pequeno calibre (Figura 18).

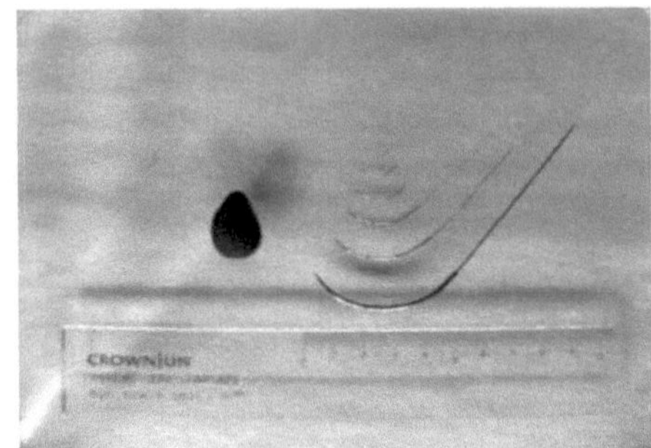

Fig.18 Extremamente "Instrumentos finos e agulhas de 30 a 80 gm foram concebidos para a supermicrocirurgia.

Outra limitação é o facto de a supermicrocirurgia exigir não só instrumentos especializados e delicados, mas também novas tecnologias de imagiologia.

A supermicrocirurgia é atualmente considerada não só uma técnica, mas também um conceito mais avançado na microcirurgia reconstrutiva. Embora seja atualmente realizada por poucos microcirurgiões, consideramos que será incorporada na microcirurgia periodontal convencional num futuro próximo, conduzindo a uma nova era de cirurgia regenerativa e restauradora.[119]

REFERÊNCIAS

P. D. Miller Jr. e E. P. Allen, "The development of periodontal plastic surgery," Periodontology 2000, vol. 11, no. 1, pp. 7-17, 1996.
Woofter C: A prevalência e a etiologia da recessão gengival. PeriodontAbstr 1969; 17:45.
Friedman N. Cirurgia mucogengival. Tex Dent J. 1957;75:358-362.
American Academy of Periodontology (1996) Consensus report on mucogingival therapy. Anais de Periodontologia 1,701-706.
Academia Americana de Periodontologia (1992) Glossário de Termos Periodontais, 3ª edição. Chicago: Academia Americana de Periodontologia, 47.
D. A. Garber e M. A. Salama, -O sorriso estético: diagnóstico e tratamento, I Periodontology 2000, vol. 11, no. 1, pp. 18-28,1996.
Ahire M, MC P, Mathew A, Cirurgia Plástica Periodontal - Uma Breve Revisão; JDPMS, Vol 1 (1) Set - Dez 2012.
Albucasis : La Chirurgie. Paris, Bailliere, 1861. (Traduzido por L LeClere)
Miller PD. Cirurgia plástica periodontal regenerativa e reconstrutiva. Dent Clin North Am 1988: 32: 287-306.
Miller PD Jr. Enxerto de recobrimento radicular para regeneração e estética. Periodontol 2000 1993: 1: 118-127.
Wennstrom JL: Terapia mucogengival. Ann Periodontol 1996; 1: 671-701.
Bohannan HM: Estudos sobre a alteração da profundidade vestibular. I. Desnudação completa. Jornal de Periodontologia 1962; 33: 120-128.
Bjorn H: Transplante livre de gengiva própria. Svensktandlakaretidskrift 1963; 22: 684.
Norberg O: Arenutlakningutanvovnadsfortustotankbar vid kirurgiskbehandling av. s. k. alveolarpyorrhoe? Svensktandlakaretidskrift 1926; 19: 171.
Langer, B., & Langer, L. (1985) Técnica de enxerto de tecido conjuntivo subepitelial para recobrimento radicular. Jornal de Periodontologia 56, 715-720.
Goldstein M, Boyan BD, Cochran DL, Schwartz Z: Histologia humana da nova fixação após recobrimento radicular com enxerto de tecido conjuntivo subepitelial. J ClinPeriodontol 2001; 28: 657-662.
Miller PD. Cirurgia plástica periodontal regenerativa e reconstrutiva. Dent Clin North Am 1988: 32: 287-306.
Carranza's Clinical Periodontology,11th Edition, pg no.- 911.
A etiologia e a prevalência da recessão gengival, Kassab M, M.S.; Cohen E, JADA, Vol. 134, fevereiro de 2003.
Swathi Ravipudi et al /J. Pharm. Sci. & Res. Vol. 9(2), 2017, 215-220.
Camargo P, Melnick P &kenney E, The use of free gingival grafts for aesthetic purposes, Perio 2000, Vol. 27, 2001, 72-9.
Carranza's Clinical Periodontology, Chapter-Periodontal and esthetic surgery, 11th Edition, Pg no.575-576.
Bernimoulin, J.P., Luscher,B&Muhlemann, H. (1975) Retalho periodontal reposicionado coronalmente. Jornal de Periodontologia Clínica 2, 1-13.
G Pini - Prato, C Baldi, U Pagliaro. Procedimento de retalho coronalmente avançado para recobrimento radicular. Tratamento da superfície radicular: planeamento radicular versus polimento. Jornal de Periodontologia. 1999; 70: 1064-76.
Santana RB, Mattos CML, Dibart S. Comparação clínica de dois desenhos de retalho para avanço coronal da margem gengival: retalho semilunar versus retalho coronalmente avançado. Journal of Clinical Periodontology .2010;37:651-8.
Tarnow, D.P, retalho semilunar reposicionado coronalmente. Journal of clinical Periodontology 1986;13, 182-185.
Maynard J. Posicionamento coronal de um enxerto gengival autógeno previamente colocado. J Periodontal 1977;48:151-155.
Cueva M, Boltchi F, Hallmon W, Nunn M, Rivera-Hidalgo F, Rees T. A Comparative Study of Coronally Advanced Flaps With and Without the Addition of Enamel Matrix Derivative in the Treatment of Marginal Tissue Recession. Journal of Periodontology. 2004;75(7):949-956.
Mhaske M, Thakur N, Raut S, retalho coronalmente avançado juntamente com fibrina rica em plaquetas autóloga: vantagem para a cobertura de recessão - um relato de caso. Revista

Internacional de Pesquisa Médica Contemporânea Volume 3 Edição 4 abril de 2016.
Zucchelli G, De Sanctis M.2000.Tratamento de defeitos do tipo recessão múltipla em pacientes com exigências estéticas. J Periodontal, 71:1506-1541
Shakir Q, Patil D, Paliwan N. Retalho coronalmente avançado modificado (técnica de zucchellli): Uma série de casos, International Journal of Current Research, Vol 8, Issue, 02,pp.26218- 26222,fevereiro,2016
Kamran haghighat, Departamento de Periodontologia, Faculdade de Medicina Dentária, Universidade de Ciências da Saúde de Oregon ,611 S.W. Journal of Periodontology, julho de 2006 :77,7:1274-1279.
Wood, D.L., Hoag, F.M., Donnenfeld, O.W.,& Rosenfeld, I.D.(1972) Redução da crista alveolar após retalhos de espessura total e parcial. Jornal de Periodontologia 43,141144.
Camargo PM, Melnick PR, Kenney EB. O uso de enxertos gengivais livres para fins estéticos. Periodontol 2000 2001; 27:72-96.
Bjorn H. Transplante livre de gengiva própria. Odont Revy 1963;14:523
King KO, Pennel BM. Avaliação das tentativas de aumentar a largura da gengiva aderida. Apresentado à Sociedade de Periodontologia de Filadélfia. 1964.
Sullivan HC, Atkins JH. Enxertos gengivais autógenos livres. Ill. Utilização de enxertos no tratamento de recessão gengival. Periodontia 1968;6:152.
Ellegaard, B., Karring, T., & Loe, H. (1974) Novo procedimento de fixação periodontal baseado no retardamento da migração epitelial. Journal of Clinical Periodontology 1, 7588.
Michael Sonick Cobertura de raízes: Uma comparação de técnicas: O enxerto gengival livre versus o enxerto de tecido conjuntivo subepitelial.
Popova C, Mlachkova A, Dosseva-Panova V. DIFICULDADES TERAPÊUTICAS NA REALIZAÇÃO DA COBERTURA ÓPTIMA DAS RAÍZES E DA ESTÉTICA NA RECESSÃO GINGIVAL CLASSE III. Revista do IMAB - Annual Proceeding (Scientific Papers). 2013;19(4):309-312.
Carranza's Clinical Periodontology, Chapter-Periodontal and esthetic surgery, 12th Edition, Pg no. 915.
Lindhe JC Periodontologia Clínica e Dentisteria de Implantes, Quinta Edição. Terapia Mucogengival - Cirurgia Plástica Periodontal, Pg no. 969-970.
Baker P. O tratamento da recessão gengival. Dent Update 2002; 29: 114-120, 122124, 126.
Hollingshead, W.H. (1968) The Head and Neck Anatomy for Surgeons, vol. 1, 2ª edição. Hagerstown, MD: Harper & Row.
Davis, J.S., &Traut, H.F. (1925) Origin and development of the blood supply of wholethickness skin grafts. Annals of Surgery 82, 871- 879.
Caffesse R., Guinard E., Treatment of localized Gingival Recessions Part II: Coronally Repositioned Flap with a free Gingival Graft. Jornal de Periodontologia 1978; 49: 357361.
Karring T, Lang NP, Loe H. O papel do tecido conjuntivo gengival na determinação da diferenciação epitelial. J Periodont Res 1975;10:1-11.
Edel A. A utilização de um enxerto de tecido conjuntivo livre para aumentar a largura da gengiva fixada. Oral Surg Oral Med Oral Pathol. 1975;39(3):341-6.
Becker BE, Becker W: Utilização de auto-enxertos de tecido conjuntivo para o tratamento de problemas mucogengivais, Int J of Periodontics Restorative Dent 6:88, 1986.
Nelson SW: O enxerto de tecido conjuntivo sub-pedicular. A bilaminar reconstructive procedure for the coverage of denuded roots surfaces, J Periodont 58:95, 1987.
Harris RJ. O tecido conjuntivo e o enxerto de pedículo duplo de espessura parcial: Um método previsível de obtenção de recobrimento radicular. J Periodontol1992;63:477-486
Jahnke, P.V., Sandifer, J.B., Gher, M.E., Gray, J.L., & Richardson, A.C. (1993) Auto-enxertos de tecido conjuntivo e gengival espesso para recobrimento radicular. Jornal de Periodontologia 64, 315-322.
Takei, H.H., Azzi, R.R. e Han, T.J. Periodontal plastic and esthetic surgery in Carranza's clinical Periodontology. 10ª edição; Editores Newman MG, Takei HH, Klokkevold PR e Carranza FA. 2006: 1005-1026.
Jaime A. Vergara e Raul G. Caffesse, Recessões Gengivais Localizadas Tratadas com a Técnica do Envelope Original: Um Relatório de 50 Pacientes Consecutivos, J Periodontol outubro 2004:1054-1059.
Wennstrom, J.L., Zucchelli, G. e Pini Prato, G.P. Mucogingival therapy-Periodontal Plastic

surgery. In textbook of clinical Periodontology and implant dentistry fifth edition, editado por Jan Lindhe, Niklaus P. Lang e ThorkildKarring.
Byun, H. Y., Oh T.J., Abuhussein, H.M., Yamashita, V.Sochren, S.E e Wang, H.L. 2009. Significância do colar epitelial no enxerto de tecido conjuntivo subepitelial J Periodontol, 80: 924-932.
Bouchard P, Etienne D, Ouhayoun J, Nilveus R. Enxertos de Tecido Conjuntivo Subepitelial no Tratamento de Recessões Gengivais. Um Estudo Comparativo de 2 Procedimentos. Jornal de Periodontologia. 1994;65(10):929-936.
Chambrone L, Chambrone D, Pustiglioni F, Chambrone L, Lima L. Os enxertos de tecido conjuntivo subepitelial podem ser considerados o procedimento padrão-ouro no tratamento de defeitos do tipo recessão Classe I e II de Miller? Journal of Dentistry. 2008;36(9):659-6
Grupe J, Warren R. Reparação de defeitos gengivais através de uma operação de retalho deslizante. J periodontal 1956;27:290-5
Roccuzzo M, Bunino M, Needleman I, Sanz M. Cirurgia plástica periodontal para tratamento de recessão gengival localizada: Uma revisão sistémica. J ClinPeriodontol 2002;29:178-94
Hattler, A.B. (1967) Cirurgia mucogengival: Utilização da gengiva interdental como gengiva anexa por deslocamento cirúrgico. Periodontia 5, 126-131
Cohen, D.W., & Ross, S.E (1968) O retalho de reposição de papila dupla na terapia periodontal. Jornal de Periodontologia 39, 65-70
Kuis D, Sciran I, Lajnert V, Snjaric D, Prpic J, Pezelj-Ribaric S, e Bosnjak A. Retalho Coronalmente Avançado Sozinho ou com Enxerto de Tecido Conjuntivo no Tratamento de Defeitos de Recessão Gengival Única: Um ensaio clínico aleatório a longo prazo. J Periodontol 2013;84:1576-1585.
Guinard EA, Caffese RG. Tratamento de recessão gengival localizada, parte I, retalho deslizante lateral. J Periodontol1978;49:351-6
Corn H. Enxertos pediculares na área edêntula em cirurgia mucogengival. Periodontia 1964;2:229-242.
Kerner S, Sarfati A, Katsahian S, Jaumet V, MicheauC , Mora F et al. Avaliação cosmética qualitativa após procedimentos de recobrimento radicular. J Periodontol2009;80:41-7.
Zucchelli G, Cesari C, Amore C, Montebugnoli L, De Sanctis M. Retalho avançado coronalmente movido lateralmente: Uma abordagem cirúrgica modificada para defeitos isolados do tipo recessão. J Periodontol2004;75:1734-41
M. Patel,1 P.J. Nixon2 e M. F. W.-y. Chan. Recessão gengival: parte 2. Gestão cirúrgica utilizando enxertos pediculares. BRITISH DENTAL JOURNAL VOLUME 211 no. 7 ovt 8 2011
Wilderman, M.N.,& Wentz, F.M.(1965) Repair of a dentogingival defect with a pedicle flap. Jornal de Periodontologia 35,218-231
Albano, E.A, Caffessee, R.C.,& Carranza, F.a.Jr (1969) A biometric analysis of laterally displaced pedicle flaps. Revista da Associação Odontológica Argentina 57, 351-354
Pennel, B.M., Higgason, J.D., Towner, J.D., King, K.O., Fritz, B.D, &Salden, J.F.(1965) Oblique rotated flap. Jornal de periodontologia 36,305-309
Goldman, H, Schliger, S.,Fox, L. e Cohen, D.W.: Periodontal therapy, ed. 3. St. Louis, C.V.Mosby Co.,1964.
Jan L. Wennstrom, Lars Heijl, e Jan Lindhe, Periodontal Surgery: Access Therapy, 6ª edi, Capítulo 38, pág: 788-789.
Gujar D, Kathariya R. Retalho apicalmente reposicionado modificado: Uma nova técnica para aumentar a largura da gengiva anexada: Uma série de casos. J Dent Orofac Res 2014;10(1):25-8.
Musalaiah SVVS, Krishna VS, Kumar PA, Nagasree M. Retalho de ponte deslizante lateral duplo para o tratamento de recessões gengivais múltiplas: Série de casos. Orofac Res 2012;2(4):247-250.
Verma PK, Srivastava R, Chaturvedi TP, Gupta KK,Cobertura radicular com retalho de ponte. J Indian Soc Periodontol. 2013 Jan;17(1):120-3.
Sandeep JN, Kaur J, Galgali SR. Revestimento radicular de passo único com técnica de retalho de ponte modificada: Um estudo piloto. Int J Case Rep Imag 2016;7(4):204-207.
Mrunal DM, Jaypal JS, Wilson RS, Chatterjee A. Técnica da cauda de baleia: Uma série de casos. J Indian Soc Periodontol 2016.

Kuriakose A, Ambooken M, Jacob J, John P. Técnica da cauda de baleia modificada para a gestão de defeitos ósseos em dentes anteriores. J Indian Soc Periodontol 2015;19:103-6.
Morley J. The role of cosmetic dentistry in restoring a youthful appearance (O papel da medicina dentária cosmética na restauração de uma aparência jovem). J Am Dent Assoc 1999: 130: 1166- 1172.
Cohen, D.W. (1962) Preparação periodontal da boca para dentisteria de restauração. Apresentado no Walter Reed Army Medical Center, Washington, DC, 3 de junho de 1962.
Gargiulo, A.W., Wentz, F.M., & Orban, B. (1961) Dimensões e relações da b unção em humanos. Journal of Periodontology 32, 261-267.
Gupta et al, IOSR Journal of Dental and Medical Sciences.Apr. 2015 Volume 14, Issue 4 Ver. I.
Lee A E et al, AESTHETIC CROWN LENGTHENING: CLASSIFICATION, BIOLOGIC RATIONALE, AND TREATMENT PLANNING CONSIDERATIONS, Pract Proced Aesthet Dent 2004;16(10):769-778,
HH Takei. Preparação do periodonto para dentisteria restauradora. Periodontologia Clínica. Décima edição.
Carranza FA, Takei HH. A técnica de retalho para terapia de bolsa. Periodontologia Clínica. Décima edição.
Zetu L, Wang HL. Gestão da papila interdentária/inter-implantar. J ClinPeriodontol 2005;32(7):831-839.
Tarnow, D.P., Magner, A.W. and Fletcher, P. The effect of distance from the contact point to the crest of bone on the presence or absence of the interproximal dental papilla. Journal of Periodontology 1992; 63: 995-996.
Kokich V. Estética: a ligação ortodôntica-periodontia restauradora. SeminOrthod. 1996;(2):21-30.
Oliveira J, Storrer C, Sousa A, Lopes T, Vieira J, Deliberador T. Regeneração papilar: aspectos anatómicos e abordagens terapêuticas. RSBO. 2012 Out-Dez;9(4):448-56
Nordland WP, Tarnow DP. Um sistema de classificação para a perda de altura papilar. J Periodontol. 1998;69(10):1124-6.
Jemt T. Regeneração das papilas gengivais após tratamento com implantes unitários. Int J Periodontics Restorative Dent 1997;17:326-333.
Prato GP, Rotundo R, Cortellini P, Tinti C e Azzi R. Gestão da papila interdentária: Uma revisão e classificação das abordagens terapêuticas. Int J Periodontics Restorative Dent 2004;24(3):246-255.
Takei HH, Han TJ, Carranza FA Jr, Kenney EB, Lekovic V. Técnica de retalho para implantes ósseos periodontais. Técnica de preservação da papila. J Periodontol 1985;56: 204210.
Cortellini P, Pini Prato G, Tonetti MS. A técnica de preservação da papila modificada. A nova abordagem cirúrgica para procedimentos regenerativos interproximais . J Periodontol 1995;66:261-266.
Beagle JR. Reconstrução cirúrgica da papila interdental: relato de caso. Int J Periodontics Restorative Dent 1992;12: 144-151.
Tomar N, Bansal T, Kaushik M, Batra M, MELHORAMENTO DO SORRISO COM RECONSTRUÇÃO DA PAPILHA INTERDENTAL- UM RELATO DE CASO. TMU J. Dent Vol. - 1; Jan - Mar 2014:33-35.
Han TJ, Takei HH. Progresso na reconstrução da papila gengival. Periodontol 2000. 1996;11:65-68.
Azzi R, Etienne D, Carranza F. Reconstrução cirúrgica da papila interdentária. Int J Periodontics Restorative Dent. 1998;(18):467-73.
Karydis A, Bland P, Shiloah J. Gestão da pigmentação da melanina oral. J Tenn Dent Assoc. 2012 outono-inverno;92(2):10-5. [PubMed].
Eid HA, Syed S, Soliman AN. O papel da pigmentação da melanina gengival na inflamação da gengiva, com base na análise genética. J Int Oral Health 2013; 5:1-7.
Chatterjee A, Singh N, Malhotra P, Ajmera N, GINGIVAL PIGMENTATION AND ITS TREATMENT MODALITIES.Journal of Dental Sciences & Oral Rehabilitation.
Gulati N, Dutt P, Gupta N, Tyagi P. Gingival Pigmentation: Revisitado. J Adv Med Dent Scie Res 2016;4(1):48-57.
Malhotra S, Sharma N, Basavaraj P. Estética gengival por despigmentação. J Periodontal Med ClinPract. 2014; 01: 79-84.

Manjunath N, Sheth M, George R, Desenho de Sorriso por Reposicionamento Cirúrgico dos Lábios com Despigmentação Gengival e Alongamento da Coroa. JORNAL DENTAL INTERNACIONAL DE PESQUISA DE ESTUDANTESJan2015 Vol 2
Silva CO, Ribeiro-Junior NV, Campos TVS, Rodrigues JG, Tatakis DN. Excesso de exibição gengival: tratamento por uma técnica de reposicionamento labial modificada. J ClinPeriodontol 2013; 40: 260-265.
Rubinstein AM, Kostianovsky AS. Cirurgia cosmética para a malformação do riso: Técnica original em espanhol. Pren Med Argent 1973;60:952.
Gaddale R, Desai SR, Mudda JA, Karthikeyan I. Reposicionamento dos lábios. J Indian SocPeriodontol2014;18:254-8.
D Iqbal, Nandakumar K ,Padmakumar T, Tratamento assistido por laser de exibição gengival excessiva juntamente com reposicionamento labial modificado. IOSR-JDMS Volume 14, Edição 7 Ver. I (julho. 2015), PP 28-33.
Rosenblatt A, Simon Z. Reposicionamento labial para redução da exibição gengival excessiva: Um relatório clínico. Int J Periodontics Restorative Dent 2006; 26:433-7.
Rao AG, Koganti VP, Prabhakar AK, Soni S. Reposicionamento labial modificado: Uma abordagem cirúrgica para tratar o sorriso gengival. J Indian Soc Periodontol 2015;19:356-9.
Cairo F, Pagliaro U, Nieri M. Gestão de tecidos moles em locais de implantes. J ClinPeriodontol 2008; 35 (Suppl. 8): 163-167.
Myshin L H, DMD,a e Wiens P J, Factores que afectam os tecidos moles à volta dos implantes dentários: Uma revisão da literatura. J Prosthet Dent 2005;94:440-4.
Dibart S. Cirurgia plástica periodontal prática (1ª edição). Hoboken: John Wiley; 2013.
Fu J, Su C, Wang H. Esthetic Soft Tissue Management for Teeth and Implants (Gestão estética dos tecidos moles para dentes e implantes). Jornal de Prática Dentária Baseada em Evidências. 2012;12(3):129-142.
Bruno JF: Técnica de enxerto de tecido conjuntivo que assegura uma cobertura radicular ampla, Int J Periodontics Restorative Dent 14:126-137, 1994.
Bruno JF: Um procedimento de enxerto de tecido conjuntivo subepitelial para uma cobertura radicular óptima, Atlas Oral MaxillofacSurgClin 7:11-28, 1999.
Leonard S. Tibbetts, Dennis Shanelec, PRINCÍPIOS E PRÁTICA DA MICROSURGIA PERIODONTAL - A REVISTA INTERNACIONAL DE MICRODENTISTA.
J. Masia et al Barcelona Consensus on Supermicrosurgery, J Reconstr Microsurg 2014;30:53 - 58.

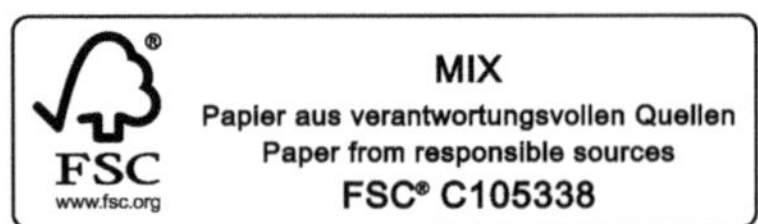

Printed by Books on Demand GmbH, Norderstedt / Germany